耳穴综合诊疗

彩色图解

主　编　王世豪　朱巧艺

副主编　酒井友子(日)　戴妙国　边文魁

编　委　王泰蓉　林　淋　DRUCE FU(美)　肖思琦

　　　　汪柏勤　刘　越　张金生　姜云一　朱涧超

　　　　张永春　边　政　邓金霞　陈　强

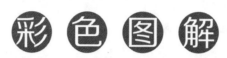

上海交通大学出版社

SHANGHAI JIAO TONG UNIVERSITY PRESS

内容提要

　　本书注重用现代医学的观点,分节叙述现代耳穴的分布规律、机理、操作方法,及其在健身、防病和诊治疾病中的应用。在机理方面,本书采用"生物全息"理论,明确解答了耳穴本质和与其对应的解剖部位的关系,引入"信息激潜"学说,在理论上阐述刺激耳穴、健身祛病作用力的重要来源;在应用方面,本书写入了作者在长期实践中总结的"杂交"配伍法,并首次公开了大量病例的视诊照片,为耳穴视诊提供难得的形象资料。

　　本书既适宜一般读者用于自我保健,也适宜耳穴医务工作者进行疾病的辅助诊疗,还可以作为教学、科研等参考用书。

图书在版编目(CIP)数据

耳穴综合诊疗彩色图解/王世豪,朱巧艺主编. —上海:上海交通大
学出版社,2014(2018重印)
ISBN 978 - 7 - 313 - 10931 - 6

Ⅰ.①耳… Ⅱ.①王…②朱… Ⅲ.①耳—穴位疗法—图解
Ⅳ.①R245.9 - 64

中国版本图书馆 CIP 数据核字(2014)第 048306 号

耳穴综合诊疗彩色图解

主　　编:王世豪　朱巧艺
出版发行:上海交通大学出版社　　　　　　　　　　地　　址:上海市番禺路 951 号
邮政编码:200030　　　　　　　　　　　　　　　　电　　话:021 - 64071208
出 版 人:谈毅
印　　制:上海万卷印刷厂　　　　　　　　　　　　经　　销:全国新华书店
开　　本:889 mm×1194 mm　1/16　　　　　　　　印　　张:9
字　　数:245 千字
版　　次:2014 年 4 月第 1 版　　　　　　　　　　印　　次:2018 年 3 月第 2 次印刷
书　　号:ISBN 978 - 7 - 313 - 10931 - 6/R
定　　价:49.00 元

前　言

　　刺激耳穴祛病健身在我国历史悠久,并远传国外。在国内外耳穴医务工作者的共同努力下,近年来耳穴诊疗法发展迅速,学术探讨热烈,技术交流广泛,实践普及面越来越广,并出现了众多专著,对医学产生了巨大的影响。

　　中西医学在耳穴诊疗中各有所长,中医注重历史经验的积累,西医紧密结合现代科技,随着历史发展和实践的深入,耳穴诊疗法因不断注入新鲜血液而趋于完善。

　　现代耳穴在传统理论、传统经验的基础上融入了现代医学的许多原理和方法。如引入"生物全息"理论,把耳廓看作是人身整体的缩影,把耳穴看作是对应整体的"信息点",从而在理论上明确解答了耳穴本质和与其对应的解剖部位的关系;现代耳穴还引入了"信息激潜"学说,从理论上说明了刺激耳穴新增抗病力的重要来源——自身抗病力潜能的激发。在这本书中,除介绍耳穴传统理论外,对以上现代理论也作了详细地介绍。

　　现代耳穴的配穴应用,已从单一的耳穴配伍发展到以耳穴为主吸纳其他高效穴位(如经络穴、手足全息穴等)的"杂交"相配。实践证实,"杂交"配伍方法具有取穴少、疗效高的特点,因此在这本书中对此作了较多介绍。

　　耳穴用于辅助诊断有很好的实用价值,我们在实践中拍摄积累了多组实例彩照,在本书中择要刊出,以供读者学习参考。

　　本书在编写过程中希望尽量多介绍一些耳穴实践研究的新成果,使读者阅后有新的收获。由于编写时间紧张,作者水平有限,本书存在的错误和不足之处,望读者批评指正。

编　者

2014 年 3 月

目　录

第一章 耳穴诊疗概述

随着社会进步及现代医学科学的快速发展，人们不得不面对日益加重的环境污染和化学药品引起的药源性疾病等。因此人们也越来越重视非药的自然医学疗法。非药自然疗法是指借以运用自然物质、自然环境、非化学性、无毒副作用的防病治病的方法，来提高自身的愈病能力，从而帮助人体自然驱除疾病，达到身体健康的目的。

如今，人们崇尚自然、回归自然已成为时尚，自然医学受到广泛的重视，耳穴疗法也属于其中之一，近年来愈来愈被人们关注。

耳穴诊疗是通过观察耳廓形态变化对某些疾病进行辅助诊断，利用刺激耳廓上穴位的方法，调整脏腑功能，扶正祛邪，增强机体的抗病能力，进而达到祛病健身的一种医学手段。

在中国古代医学文献中早有记载耳穴诊疗疾病的相关案例。两千多年前的中医经典著作《黄帝内经》中，就有"视耳好恶，以知其性"和"耳聋无闻取耳中"等记载。其后，经历医家的实践和总结，耳穴诊疗的经验不断得以充实提高，至近代更是得到医学界的广泛应用。除中国以外，法国、德国、日本、苏联、美国、朝韩、罗马尼亚等数十个国家和地区都在使用和研究这种方法。

1957年，法国医学博士、外科医师诺吉尔（Paul Nogier）研究耳穴定位和胚胎之间的相互关系提出，耳穴分布大致如一个倒置的胎儿（见图1-1），由此开启了医学界对该领域研究的另一热潮。

1961年，诺吉尔对耳廓的能量通道进行研究提出，耳廓上存在两条既非血管又非神经的能量通道（见图1-2）。中国学者把这两条通道称为甲线和乙线，甲线起于耳屏下部、止于耳轮顶部的下缘，乙线起于耳轮尾、止于耳轮脚。诺吉尔认为，能量通道及其更细的分枝将耳廓各敏感点（穴位）联系起来，通过能量循环从而对周身产生影响。按摩这两条能量通道，可以治疗许多疾病。

现代医学研究发现，耳廓组成和特征与人类的胚胎发育过程密切相关。前苏联专家Fverbye指出，耳穴的进化与胚胎器官的发育是同步的。1974年日本室陶白从人体胚胎发生学的角度探讨经络系统的形成，认为经络系统是由胚胎发生学过程变化而来，耳廓上分布的耳穴也是其中一种，与胚胎的发育有密切关系。1979年日本学者利用中医的"气"研究胚叶的发生演变过程，探究胚叶与经络之间是否有形态与功能的联系。实验证实，将人的肾组织移植到桑葚胚中能形成耳泡，从而与中医"肾开窍于耳"的理论不谋而合。

1982年12月，中国拟定了《耳穴标准化方案》（草案），该草案于1987年6月在韩国汉城召开的国际穴名标准化工作会议上通过。图1-3为目前普遍应用的标准化耳穴示意图。

在诊疗应用过程中，黄丽春等许多学者通过实践对标准化耳穴图中所列穴位进行了一些修改补充。目前，我们实际使用的即是此耳穴图（见图1-4）。

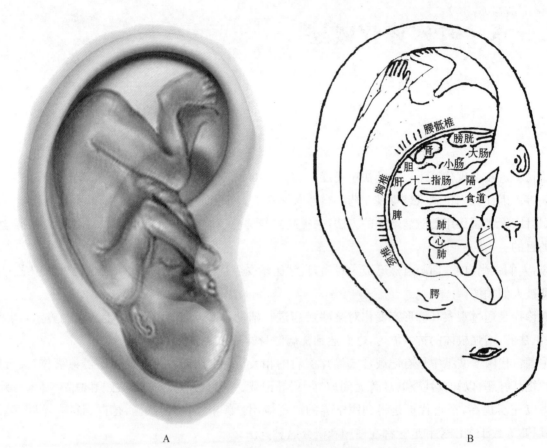

图1-1 耳廓胚胎倒影示意图

A. 胎儿倒置在耳中　B. 人体部位大致在耳廓上的分布

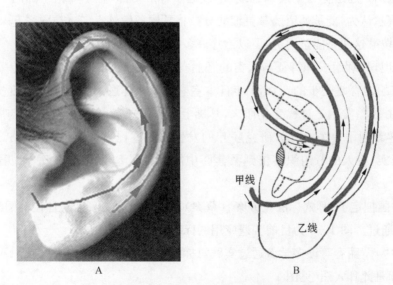

图1-2 耳廓上的两条能量通道

A. 耳廓上的两条能量通道　B. 耳廓上的两条能量通道图解

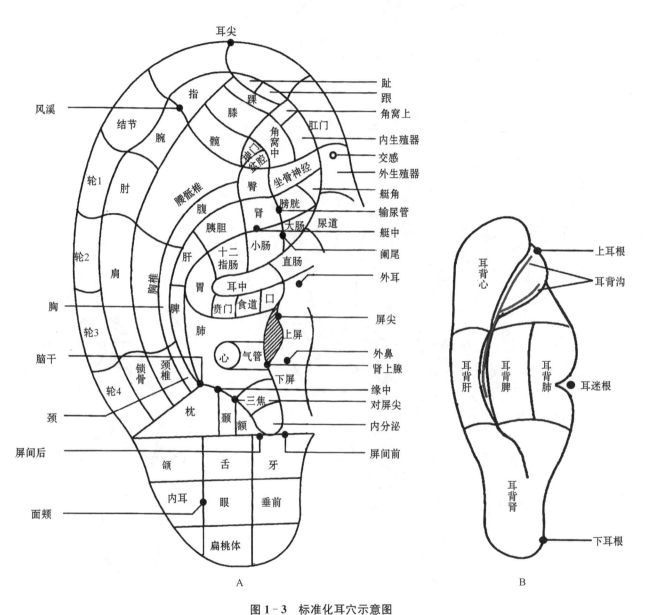

图 1-3 标准化耳穴示意图

A. 标准化耳穴示意图(正面) B. 标准化耳穴示意图(背面)

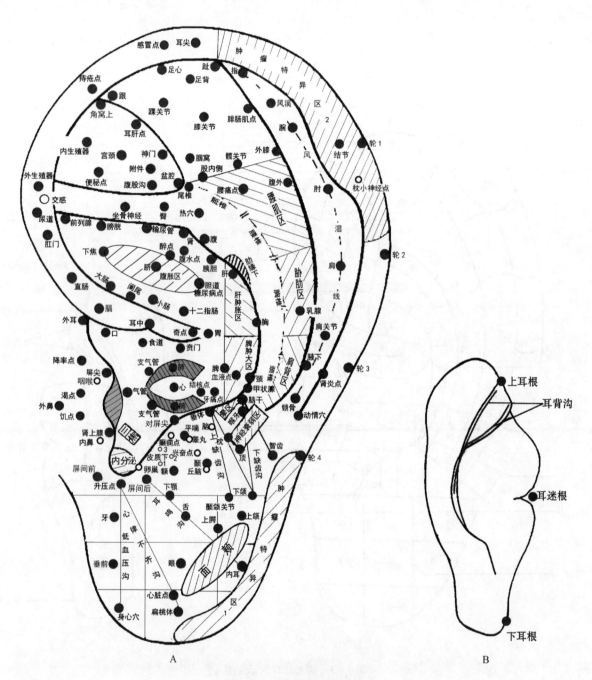

图 1－4　实际使用的耳穴图

A. 实际使用的耳穴图（正面）　B. 实际使用的耳穴图（背面，比例缩小）

注："●"代表外侧穴位；"○"代表内侧穴位

第二章 耳穴诊疗机理

近几年来,随着新的电子技术、电脑技术在耳穴诊疗上的运用,使得基础理论和临床医疗方面都有了新的进展。一个独立的交叉学科——耳穴医学脱颖而出。

基于不同的角度,不同理论体系的学者对耳穴诊疗的机理存在不同的理解和说法,主要有经络学说、神经学说、全息学说和信息激潜学说。

第一节 经络学说

一、经络

经络是中医学理论体系的重要组成部分,对针灸及其他各科临床实践具有指导意义。根据中医经络理论,经络是运行气血的通道,具有营养组织、联络脏腑、沟通表里上下、调节阴阳、决生死及处百病等作用。经络系统的主要内容包括十二正经、奇经八脉和十五络脉。"经"指经脉,是主干,"络"指络脉,是分支,经脉和络脉共同构成经络系统。每条经络都有自己的循行部位,它们纵横交叉,几乎遍布全身。

经络既是信息通道,又是能量通道,只有其保持畅通,才能维持正常的生命活动。"不通则痛;通则不痛",意思即是,经脉不通,则生病痛;经络畅通,则无病痛。

二、耳与经络

《黄帝内经》指出:"耳者宗脉之所聚也",元代医学著作《卫生宝鉴》记载:"十二经脉皆上络于耳"。因此被认为耳廓络脉覆盖全耳并通向全身,同时耳与五脏六腑、全身组织器官的生理功能和病理变化有直接或间接的联系。出现在耳部的阳性反应点即可作为诊断上的参考,刺激耳穴也可治疗多种内脏及全身病症。另外,大量实验显示,刺激某些耳穴可使得在经络敏感的人身上出现循经传导。学者们经过研究发现,耳穴→经络→脏腑躯体间的密切相关性,即是耳穴与脏腑躯体的联系由经络来实现。总之,经络理论学者认为,耳穴疗法能祛病健身的关键,即通过刺激耳穴(特别是"阿是穴")达到疏通经络的作用。

三、阿是穴

阿是穴又称压痛点、天应穴、不定穴等,是以压痛点或其他反应点作为针灸部位。阿是穴多位于病变的附近,也可在与其距离较远的部位。相传在古时有中医为患者治病,一直不得其法。一次无意中按到患者某处,使其痛症得到舒缓。医者在该处周围摸索,患者呼喊"啊……是这里,是这里了"。医者加以针灸,病情果然有所转好。后来,人们把这种压痛敏感的特别穴位命名为"阿是穴"。

现代经络学者认为,阿是穴是经络的淤塞点,并把它看作是疾病的死结。由于人体经络之气的运行构成了一张密密麻麻的网,稍不注意便会在人体某处形成一个死结,无论对病患局部怎么治疗,都很难起效。若能找到并解开这一死结,疾病就会迅速缓解直至消失。因此,治疗疾病的关键是要找到起主导作用的阿是穴,合理刺激该穴位往往能使病痛迅速缓解。

四、耳与阿是穴

经络学者认为,全息穴(包括耳穴)的病理反应点均是有重大影响的阿是穴,但却不一定起主导作用。刺激耳穴病理反应点,即耳部阿是穴,不仅能疏通经络治疗疾病,而且也能发挥健身作用。

另外,阿是穴疗法不限于一病一穴,但要求取穴准,即找到起主导作用的阿是穴。在实际操作中,耳穴治病也可与耳以外的阿是穴相配,特别是单用耳廓阿是穴疗效不理想的情况下,从而发挥更好的作用。

五、中医的藏象学说

经脉"内连腑脏,外络肢节",通过经络的联系,脏腑病变可经体表的相应经穴表现出特定的症状和体征,同时刺激体表经穴,又可治疗相应的脏腑疾病,此即为经穴-脏腑相关。

1. 藏象学说

藏象学说是中医的基础理论之一,主要研究人体脏腑的生理功能、病理变化及其相互关系。脏,古作藏,指居于体内的脏腑;象,指脏腑的功能活动及病理变化反映于体外的种种征象。

藏象学说以脏腑为基础,脏腑是内脏的总称。按脏腑生理功能特点,可分为脏、腑、奇恒之腑3类:肝、心、脾、肺、肾称为五脏;胆、胃、小肠、大肠、膀胱、三焦称为六腑;脑、髓、骨、脉、胆、女子胞称为奇恒之腑。五脏的共同生理特点是化生和贮藏精气,六腑则是受盛和传化水谷。脏病多虚,腑病多实;脏实可泻其腑,腑虚者可补其脏。

藏象学说认为,人体以五脏为中心。五脏不但与五行、五色、五味、五志等相对应,相互之间"相生"、"相克",也与各器官、组织间互相联系、互相影响(见图2-1)。

2. 中医脏腑理论和现代解剖学的差别

藏象学说的脏腑不单纯是一个解剖学的概念,更重要的是其集中概括了人体某一系统的生理和病理学功能。心、肺、脾、肝、肾等脏腑名称,虽与现代人体解剖学的脏器名称相同,但在生理或病理含义中却不完全相同。一般来讲,中医藏象学说中一个脏腑的生理功能,可能包含着现代解剖生理学中的几个脏器的生理功能;而现代解剖生理学中的一个脏器的生理功能,亦可能分散在藏象学说的某几个脏腑的生理功能之中。经脉的名称虽然与人体内的脏腑器官有一些相关性,可是不应与解剖学上的器官混为一谈。这就类似于汉语拼音借用了26个拉丁字母,却不能与拉丁语混为一谈。以肾经为例共有27个穴位,其中10个穴位分布在下肢内侧,17个穴位分布在胸腹部前正中线的两侧。首穴在足底的涌泉,末穴在胸前部的俞府穴。肾经与泌尿生殖系统和内分泌系统有关,而与解剖学上的肾脏的相关性较小。

现代学者认为中医所描述的脏腑,一方面指实质的脏器,另一方面指与实质脏器不完全一致的生理功能活动和病理变化。有专家认为,中医所说的脏腑是特定生理功能和病理反应的组合,是一种虚拟的概念。

有些学者把中医的藏象学说应用于现代耳穴疗法,如心律不齐选用小肠穴是根据"心与小肠相表里"理论;目赤肿痛选用肝穴是根据"肝开窍于目"理论;消化不良选用脾穴是根据"脾主运化"理论等,并认为有良好效果。

然而有些学者则认为,由于现代耳穴是各个解剖器官的投射区,每个耳穴通过全息反射机制与其对应的器官相联系。传统中医理论中,组织器官并非专指现代解剖学中的相应器官,其强调的是抽象的功能。因此,把现代耳穴内脏作为传统医学内脏的概念范畴是不妥当的。

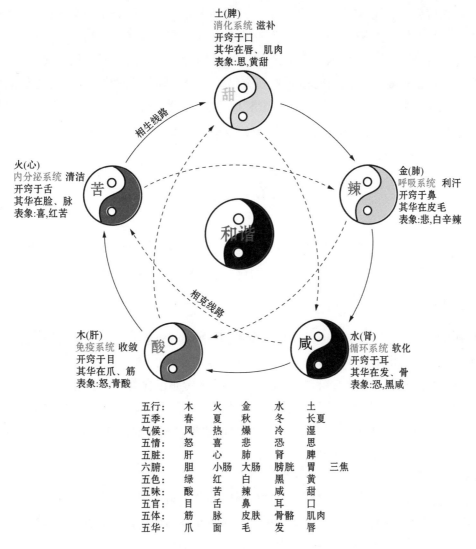

图 2-1　五脏与五行的关系

五行:	木	火	金	水	土
五季:	春	夏	秋	冬	长夏
气候:	风	热	燥	冷	湿
五情:	怒	喜	悲	恐	思
五脏:	肝	心	肺	肾	脾
六腑:	胆	小肠	大肠	膀胱	胃 三焦
五色:	绿	红	白	黑	黄
五味:	酸	苦	辣	咸	甜
五官:	目	舌	鼻	耳	口
五体:	筋	脉	皮肤	骨骼	肌肉
五华:	爪	面	毛	发	唇

　　目前,国内外关于经穴——脏腑相关的研究较多,但对于经脉-脏腑相关的研究较少。随着经络研究的不断深入,对后者的关注会进一步加强。

六、现代医学对经络的研究

　　随着科学技术的进步及现代生物医学的发展,人类对自身形态结构和生命过程的认识不断深化,因而会提出了一系列的疑问:经络是否存在? 为什么表象看不到实体的存在,但却可以显示疗效,古人又是如何发现复杂的经络系统呢?

　　从20世纪40年代起,国内外学者从不同的角度用不同方法对经络进行了深入的研究。有人认为"经络"可能是一个"生物电传导系统",也有人从低频振动、冷光或放射性同位素示踪的角度来探讨作为信息通道的"经络",还有人试图以生物场或控制论的理论对经络的实质进行阐释。他们大都有自己的实验观察,报道了一些比较独特的具有"经络"特征的结果。另有学者指出,经络是独立于神经血管和淋巴系统之外,且与之密切相关的另一个功能调节系统。他们认为"经脉"、"络脉"中的"脉"字,无疑指的是血管,同时淋巴管系统在经络实质中所占的地位也不可忽视。还有一些学者用现代解剖学手段,包括数十万倍的电子显微镜的观察,均没有找到与经脉相对应的管道型组织结构线。由于经络中的"血和气"只有在活体中运行,死体或者活体一旦被解剖,"血气"将不再活动,这就是经络研究中较大的困难。还有人推测,由于人类对生命的认识只有10%,人体中可能还有一个尚未被发现的系统,如"经络"系统。

到目前为止,国内外的学者仍没有发现解剖学上的实体,没有确凿的科学证据证实,对"经络"实质的讨论仅仅停留在一般的设想或推论上。因此,这些研究结果很少得到公众的认同,即便是专业的中医工作者对其也知之甚少。在大多数现代人的观念中,"经络"似乎还是一种没有科学依据的古人的幻想。

鉴于上述各种情况,经络研究虽然已经取得一些成绩,但距完全阐明其本质仍需更多的努力。

第二节 全息学说

从本质上讲,耳穴是全身各部位的器官、组织分布在耳廓上的信息点,当刺激某一耳穴时,即可对体内相应部位的疾病进行治疗。因此,生物全息学说学者认为耳穴疗法属于全息疗法。

一、全息与全息胚

生物全息律中的"全息"一词来源于激光全息技术,其中激光全息的"全息"是"信息全息",而生物全息与其同意。生物全息律是指生物体相对独立的部分包含了整个生物体的病理、生理、生化、遗传、形态等全面的生物学信息,很像一幅全息照片。科学家把这种生物体局部包含着整体全部信息,且具有一种普遍规律的现象,叫生物的全息律。生物全息律揭示了生物体部分与部分、部分与整体之间的全息对应关系。就一个生物体而言,功能或结构与其周围部分有相对明显的边界又相对独立的部分称为"全息胚"。每一个全息胚即是各个相对独立的局部,是整体的缩小并带有整体的全部信息。换句话说,全息胚在不同程度上成为整体的缩影。

全息学说学者认为,一切动植物都是由全息胚组成的;全息胚是生物体上处于某个发育阶段的特化胚胎,在生物体中广泛存在的;生物体上任何一个相对独立的部分都是全息胚。无论是植物还是动物,生物的全息胚现象是客观存在的。全息胚学说与细胞学说之间是包含关系。比如说,宝石花的叶子是宝石花的一部分,而落入泥土的宝石花叶会很快长成一整颗宝石花,那就因为在宝石花叶子这个局部里包含有宝石花整体的全部信息。再如说,1996年英国科学家Wilmut等率先将成年绵羊乳腺细胞核植入去核卵,首次用无性繁殖的方法成功地克隆了绵羊"多利"。细胞是机体的一部分,之所以用羊身体上细胞克隆产生"多利"羊,就是因为羊细胞这个局部里,包含有整个羊的全部信息。

全息理论认为构成人体的各个部分之间是密切联系的,从某个局部即可推断出全身的健康信息,同时全身的各个组织器官的健康状况可以在某些局部表现出来,即局部能反映全貌,而整体的信息又可在局部中表现出来。如头、耳、鼻、眼、手、足皆是全息胚。而这些信息我们通常称之为反射区,这些反射区具有与人体器官相对应的特点,其生物特性相似程度较大,且在病理条件下人体某器官发生生理变化时,反射区会迅速反应全身或局部的病理信息,在各全息胚对应点内相继出现。生物全息学说学者认为,耳穴的分布规律与生物全息理论完全一致,是耳穴疗法最重要的理论基础。

二、耳廓的胚胎学说

如同其他组织器官一样,耳廓的组成和特征与胚胎发育过程也是密切相关的。在人类进化史上,外耳是人类祖先进化到哺乳类时分化产生的,而头部是出现最晚的部位。根据生物全息规律,"越是进化中分化得较晚的部位等级越高,其能够反映整体的现象就越明显"。因此,人类的耳廓,能全面的、详尽地反映出全身状况,是人体众多全息胚中"全息性"较强的器官之一。

如果把人的耳朵和人的早期胚胎作比较会发现,胚胎发育至第四周末时出现了五对腮弓,腮弓之间的凹陷称为腮沟,而人的耳廓就是沿第一腮沟的组织演变而成。此处的外胚层将来会形成耳廓的表皮、汗腺、皮脂腺等,中胚层会形成耳廓的真皮和软骨等。神经组织、大脑、脑垂体等都起源于外胚层,与耳廓的表皮同源;而肌肉、骨、肾、睾丸、心、血液、关节等均起源于中胚层,与耳廓的真皮和耳软骨同源。从组织胚胎学的角度看,耳廓与大脑、神经系统、脑垂体、内脏以及躯干各组织器官的生理和病理状态也是极为密切的。也就是说人胚将要发育成节肢和某些器官的地方,正和耳朵上的穴位相互对应,即耳朵就是一个全息胚。

三、关于中医学的全息观念

中医理论认为,人体是一个不可分割的、各部分之间紧密关联的整体,任何一个局部都是整体的缩影,如头发、指甲、耳朵等,身体外部的一切都在反映着体内的情况。一般来说,人体某一局部的病理变化往往与全身的脏腑、气血、阴阳的盛衰有关。

中国古代,由于受当时社会发展及技术水平所限,古代医家不能直接观察机体的内部结构和运动状况,更没有能力找到细菌、病毒、有害化学物质及癌细胞。他们以人体的症状为依据,通过观察面色、形体、舌象、脉象等外在的变化,来判断和分析人体五脏、六腑、气血、津液的内在疾病的发生发展变化,即"观外而揣内"的方法。因此,中医的全息诊断学就是通过望、闻、问、切对人体某一区域病理反应表现于外的征象,去了解对应整体部位的病理变化,辨证施治从而作出正确诊断并指导治疗。

尽管中医典籍中没有明确提出"生物全息律"这一概念,但在大量的文献史料中却极为普遍地显现出成功地应用了生物全息律的痕迹,例如语出《丹溪心法·能合脉色可以万全》的"有诸内者,必形诸外",其涵义是:体内的变化,必然有相应的征象显现于人的体表,可以根据人的体表变化诊断出人的体内疾病。这就是中医的神奇之处,它将人体看做有机的整体,从毛发、皮肤、手掌纹路、指甲颜色、舌苔、脉象等身体表面的细微变化诊断出体内的疾病。

对于全息论,我们的祖先已应用数千年了,继而发展了针灸方法,即针刺局部某处穴位治疗全身性疾病。

近年来我国学者已经把古人的全息观发展为现代的全息论,沿此思路研发了生物学与此有关的新现象和规律,促使人们加增对自身和相关现象的微细观察。例如观察发现人耳壳和耳垂皱纹可以提示心脏病等。

四、全息疗法与经络系统

根据全息胚理论,人体的五脏六腑、奇恒之腑以及其他组织器官都是人体全息胚的特例,全息学者认为经络是脏腑形态和功能在人体内的延伸,起着桥梁和纽带作用,即"内连脏腑,外络枝节"。脏腑的病变可以在相关经络的腧穴处找到反应点(如压痛点、条索状物等)。反之,通过经络上的腧穴反应点也可以判断相关脏腑的病变状况。因此,如果人体某一部位出现病灶,那么在脏腑经络和肢体部位都会出现病理反应点或征象,从而可以通过刺激局部穴位来治疗相应部位的病变。

五、两类自身免疫交叉反应

免疫反应是机体对抗原刺激的反应,也是机体"识别自己、排除异己"的一种重要生理功能。在正常情况下,免疫系统通过体液免疫和细胞免疫机制以抵抗外界入侵的病原生物,维持自身生理平衡以及消除突变细胞,从而起到保护机体的作用。当免疫反应异常,无论是反应过高或过低均能引起组织损害,导致疾病。

免疫系统在一定条件下会产生两类自身免疫交叉反应:

第一类是自身病灶产生的抗体（即机体某一部位发病成为病灶时,该部位的组织和细胞出现异常而引起机体的免疫反应）。由于抗自身病灶抗体可通过体液循环攻击那些与整体病灶同名的部位,使这些部位造成免疫损伤,出现免疫炎症反应。这就是整体病患部位在耳穴上的病理反应点。

第二类是经外界刺激产生的抗体（即用针刺或灸法刺激病灶同名的穴位造成合适剂量的小损伤,从而产生新的自身抗原和抗体）。这些抗体经体液循环与整体病灶发生较强的免疫交叉反应,以去除免疫抑制使疾病得到康复。

生物全息学者认为,"有相当大部分疾病是由于免疫抑制即对疾病抗原免疫反应力低下才不能痊愈的。如果去除免疫抑制,疾病就会得到治愈"。他们认为,对同名信息点（穴位）的刺激会激发机体新的自身免疫反应,调整免疫机制紊乱,纠正异常的免疫功能,使疾病得到痊愈。通俗的来讲即是通过对同名信息点（穴位）的刺激使得皮肤和肌肉组织适度挤压,造成皮下不健康组织形成局部疼痛症状。此时,机体的免疫系统会被充分地调动起来,把这些皮下疼痛部位当作外敌来消灭,这就是耳穴疗法的治疗作用。因此,全息生物学学者认为,两类自身免疫交叉反应是耳穴疗法诊治功能的重要理论依据。

六、耳部全息诊疗法

由于耳与人体全息对应,耳廓具有全身的信息,因此耳穴也叫"耳全息穴"。现代耳全息把耳视为人体的缩影,耳廓就像一个头朝下、臀向上的倒蜷缩在母体子宫中的胎儿,其中与头面部相对应的全息穴区分布在耳垂或耳垂邻近,与上肢相对应的全息穴区分布在耳舟,与躯干或下肢相对应的全息穴区分布在对耳轮和对耳轮上下脚,与内脏相对应的全息穴区集中在耳甲艇与耳甲腔,与消化系统相对应的全息穴区集中在耳轮脚周围环形排列。由此可见,耳廓上的全息元穴区分布较为规律,部位相对稳定客观,病理信息在耳廓信息点反映的特征较明显。如当人体发生疾病时,相应的耳部投射区内会出现阳性反应,耳穴部位会出现变色、变形、血管充盈、脱屑等色泽形态的改变。如用仪器检查,还可发现局部温度、电阻、电磁等的变化。对于这些全息穴位,医生可以用来辅助诊断、治疗疾病,大众也可以用来保健、防病及配合医生辅助治疗。

七、全息穴不全

1. 全息穴区分布不全

由于耳全息穴区主要针对较大单一节段和组织器官,因此不可避免地会出现全息穴区不全的问题。而不同个体的全息单元穴位面大小存在差异,加之穴位名称笼统且信息量大,难免会导致对细微处无法区别。

2. 全息穴区功能不全

尽管在人体内可以找到很多全息元,但从临床诊疗意义上讲有很多全息元或全息穴区功能不全,主要表现为某些疾病没有反应到某一全息元的穴位上,一直处于隐性状态,故有时在某一全息元找不到疾病诊疗的指针。

3. 全息信息表达不全

某些全息元从整体上来看信息较全,但具体到全息元中某一穴区,其信息就不能够全部表达出来。即有的生理病理信息呈显性,有的生理病理信息呈隐性而不表达,而没有表达的信息穴位在临床诊疗上就没有意义。

总之,全息元以及全息穴区的分布存在一定规律,易学易记易掌握。在临床应用全息诊疗时需在不同的全息元上寻找显性敏感诊疗穴位,从而可提高临床全息诊疗技术的疗效。

第三节　神经学说

神经系统是人体内起主导作用的调节系统。人体内各个器官、系统的功能在其调节控制下,相互联系相互制约,从而构成完整统一的有机体;同时神经系统对机体内外间环境变化作出迅速的调节,以维持生命活动的正常进行。神经系统除调节感觉、调节随意运动和内脏活动外,还可调节脑的高级功能,以实现学习与记忆、语言与思维、情绪与心律、觉醒与睡眠等高级神经活动。

一、神经系统的组成

神经系统分为中枢神经系统和周围神经系统两大部分。中枢神经系统包括脑和脊髓。脑分为大脑、间脑、小脑和脑干四部分。周围神经系统包括脑神经、脊神经和植物神经。脑神经共有 12 对,主要支配头面部器官的感觉和运动。脊神经共有 31 对,其由脊髓发出,主要支配身体和四肢的感觉、运动和反射。植物神经也称自主神经或内脏神经,分为交感神经和副交感神经两部分,它们分布于内脏、心血管和腺体并调节这些器官功能,使内脏活动能适应内外环境的需要。

二、神经元及神经反射

1. 神经元

神经元又称神经细胞,是神经系统的基本结构和功能单位,具有感受刺激和传导兴奋的功能。神经元由胞体和突起两部分构成,其中突起又分为树突和轴突。神经元按照用途分为三种:输入神经、传出神经和连体神经。神经元间联系方式是互相接触,该接触部位称为突触,神经冲动由一个神经元的轴突通过突触传递到另一个神经元的树突或胞体。神经元的基本功能即是通过接受、整合、传导和输出信息实现信息交换。

2. 神经反射

反射是神经调节的基本形式,其创伤性和非创伤性刺激都可引发神经反射。所谓反射,是指在中枢神经系统的参与下,对内环境和外环境的变化作出有规律性的适应性反应。比如,足部反射区等。

除全息信息点与机体对应部位的神经反射连结外,人体的其他部位以及上下、前后、左右间也存在神经反射连结。

医学界发现,人体存在着上、下肢互相对应、互为作用的反射区。如手是脚的反射区,同样脚也是手的反射区;手指和脚趾互相对应;手腕部和脚踝部互相对应;前臂和小腿互相对应;肘和膝互相对应;上臂和大腿互相对应;肩关节和髋关节互相对应(见图 2-2)。

不论是上肢或下肢发生的病变,均可在其特定部位找出相对应的反射区。如腕关节扭伤,可在踝关节处找压痛点;反之,踝关节扭伤,也可在腕关节处找压痛点。

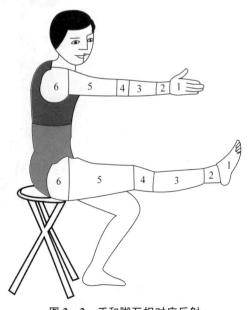

图 2-2　手和脚互相对应反射

三、耳廓的神经

在人体耳廓上富含较多神经(见图 2-3),在耳廓的皮肤中,分布着游离丛状感觉神经末梢、毛囊感觉神经末梢及环层小体;在耳廓软骨中,分布着单纯型和复杂型丛状感觉神经末梢及环层小体;在耳肌及肌腱中,存在有单纯型和复杂型丛状感觉神经末梢等。

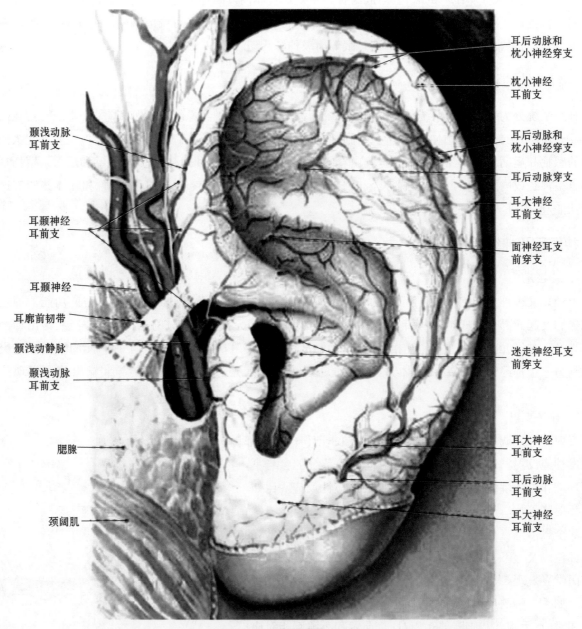

图 2-3　耳廓前面局部解剖图

现代生理学实验表明,来自内脏或躯体某一部位的神经冲动,与来自皮肤某处或某穴位的神经冲动,可到达同一或邻近的神经元,发生聚合反应而相互影响。因此,当内脏或躯体局部发生病变时,其病理性冲动可与耳穴相应的神经元间发生联系,形成耳穴敏感点。如果适当的刺激该敏感点,通过神经将治疗信息传递到相应部位,同时配合体液调节,使各项功能恢复平衡,进而达到治疗保健的目的。这即是现代科技研究耳穴产生的学说——神经体液学说。

综上所述,刺激耳穴病理反应点,可同时启动多个系统(如神经反射、疏通经络、特异性交叉免疫反应等)的功能。合理的非创伤性轻微刺激即能启动神经、经络的功能,从而达到祛病、健身作用。此外,施以合理的创伤性刺激,治疗效果会更好。

第四节　信息激潜学说

疾病的发生、发展和转归,取决于抗病力与致病力两种力量的比对程度。致病力超过抗病力,疾病就发生;抗病力压倒致病力,身体就康复。药物疗法、物理疗法、手术疗法等抗病、治病力量主要来自人体外部,而信息激潜学说认为,对人体进行良性的刺激,可激发人体内在的抗病潜力以达到治疗疾病的目的。耳穴疗法即是运用此学说,通过激发、激活体内抗病力潜能发挥治疗作用。

信息激潜学说的基本点可以归纳为三个方面:①人体是一个具有强大抗病潜力的有机体;②人体具有完善的信息传递系统;③适度刺激可以激发人体抗病潜力。

一、人体具有强大的抗病力

信息激潜学说认为,人体具有强大的抗病力,其抗病力主要分为三个力,两个层次。

三个力表现为:①抗击致病因子的防御力。人体具有天然的防御功能(免疫系统等),可有效阻止或杀灭致病因子,保护人体健康。②稳定机体内环境的调节力。机体各项生理活动之所以能够相互协调、有规律地在正常范围内波动,即是因为人体内神经、内分泌系有客观调节力,使体内环境保持相对稳定。③修复病损组织的再生力、愈合力。人体对自身病患组织有再生和愈合的能力,即自愈力。如皮肤破损等疾病的康复,主要依靠自愈力发挥作用。

两个层次:一是"常力";二是"潜力"。常力是指平时显示的能力,潜力是指平时未显示的能力。一般来说,潜力总是大于常力。一位英国科学家曾说,"人体所使用的能力,只是人体所具有能力的 $2\%\sim3\%$",因此人体实则蕴含有巨大潜力。

二、人体具有完善的信息传递系统

信息激潜学说认为,人体具有完善的信息传递系统,主要是经络系统、神经系统、内分泌体液系统,还可能包括目前尚未察觉的未知系统。

三、适度刺激可以激发人体抗病潜力

信息激潜学说认为,适度刺激对大脑具有唤醒作用,人体的潜力可以由特定的刺激而被激发,这种刺激包括主观感受到的和未能感受到的物理性刺激、化学性刺激、生物性刺激、心理性刺激及病理性刺激。

信息激潜疗法,不是直接作用于致病因子,而是通过信息传递启动机体的调节机制,激发调动自身的抗病力潜能消除疾病的一种信息激潜疗法。我国传统的针灸、推拿、拔罐、刮痧以及现代的反射区按摩法等,实质上都属信息激潜疗法。其优点是没有毒副作用,不但不会损伤人体,而且还有保健作用。刺激耳穴祛病健身也是一种常用、有效的信息激潜疗法。此外,药物等外力虽有毒副作用,必要时也需合理使用,但要慎重。

信息激潜学说是刺激耳穴产生疗效的最重要的理论依据之一。

小　结

（1）耳穴疗法起源于中国，但目前耳廓正面与人体生理部位对应的耳穴，大都是用"实证法"确定而非中医传统经验的产物。这些以生理部位命名的耳穴所对应的是现代医学的生理解剖部位，与传统中医内脏的概念不一致。如"脾"，把中医概念中的"脾"与生理解剖的"脾"等同看待，显然是不合逻辑的。

现代耳穴与现代医学关系密切，应结合"循证医学"原则，批判继承、科学发展。

（2）耳穴疗法的机理，各家说法不一。实际上，对耳穴的刺激会同时引起多个系统的反应。只讲一个理论机制显然是不全面的。神经反射学、生物全息、信息激潜学说和经络"阿是穴"的相关理论等，都有十分重要的地位，但也有主次之分。我们认为，耳穴本质上是全身各部位器官、组织分布在耳廓的信息点；疾病的发生、发展与转归，取决于抗病力与致病力两种力量对比的程度，耳穴疗法提升的抗病力主要来自自身激活的潜能，所以，耳穴疗法的机理应以"生物全息"和"信息激潜"学说为主。

（3）刺激耳穴引起的多系统反应中，既有特异性（如心穴对应心，胃穴对应胃）反应，也有非特异性（如唤醒大脑，提高自愈力）反应。因此，一个特定的穴位，既有其特定功能也具有非特定的功能。

目前，学者们对于耳穴机理的研究还处于百家争鸣阶段，其复杂的机理还有待专家、学者及对此感兴趣的后学者进一步研究。

第三章 耳穴的命名、定位及功能

第一节 耳穴的分布规律

耳穴与人体解剖部位各组织、器官相对应,在耳廓上的分布很有规律。

一、耳朵和耳廓

耳朵的构成分:外耳、中耳、内耳三个部分(见图3-1)。

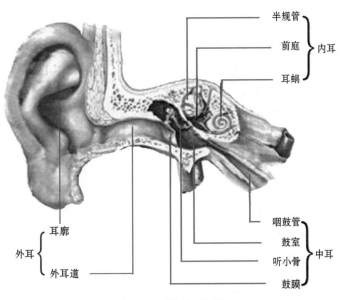

图3-1 耳的构造

外耳由耳廓和外耳道组成,其可接受外界声音并沿耳道传导,引起鼓膜震动;中耳鼓膜的震动可引起三块听小骨即锤骨、镫骨和钻骨发生震动,将声音传到内耳;内耳可产生听神经冲动,引起听觉。

其中,内耳、中耳外面是看不到的,我们能看到的是外耳部分的"耳廓"。耳廓突出于头面部两侧,除耳垂由脂肪与结缔组织构成外,其余构成均为软骨,外覆皮肤。耳穴就分布在耳廓的皮肤上。

二、耳廓表面解剖部位名称

(一)耳廓正面解剖部位名称(见图3-2)

耳廓的解剖部位是耳廓的自然标志。耳穴的定位,用的是"自然标志定位法",所以在讲耳穴定位前,先

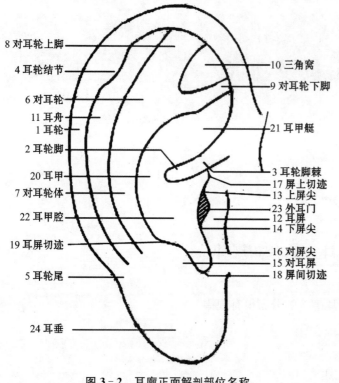

8 对耳轮上脚
4 耳轮结节
6 对耳轮
11 耳舟
1 耳轮
2 耳轮脚
20 耳甲
7 对耳轮体
22 耳甲腔
19 耳屏切迹
5 耳轮尾
24 耳垂

10 三角窝
9 对耳轮下脚
21 耳甲艇
3 耳轮脚棘
17 屏上切迹
13 上屏尖
23 外耳门
12 耳屏
14 下屏尖
16 对屏尖
15 对耳屏
18 屏间切迹

图3-2 耳廓正面解剖部位名称

要了解一下耳朵里的自然标志——耳廓的解剖部位名称。

（1）耳轮：耳廓最外圈的卷曲部分（包括耳轮脚和耳轮结节）。

（2）耳轮脚：耳轮深入到耳腔内的横行突起部。耳轮脚相当于横膈，其周围相当于消化道，包含口、食道、胃、十二指肠、小肠、大肠等信息点。

（3）耳轮脚棘：耳轮脚和耳轮之间的软骨隆起处。

（4）耳轮结节：耳轮上方稍突起处。

（5）耳轮尾：耳轮下缘与耳垂交界处。

（6）对耳轮：与耳轮相对呈"Y"形状隆起部分（包括对耳轮体、对耳轮上脚、对耳轮下脚）。

（7）对耳轮体：相当于脊柱及躯干，包含颈椎、胸椎、腰骶椎、颈、胸、腹等信息点。

（8）对耳轮上脚：对耳轮向上分叉的上支。相当于下肢，包含髋、膝、踝、跟、趾等信息点。

（9）对耳轮下脚：对耳轮向前分叉的下支。相当于臀部，包含臀、坐骨神经等信息点。

（10）三角窝：对耳轮上下脚之间构成的三角形凹窝。相当于盆腔，包含盆腔、内生殖器等信息点。

（11）耳舟：对耳轮和耳轮之间的凹沟。相当于上肢，包含锁骨、肩、肘、腕、指等信息点。

（12）耳屏：耳廓前面的瓣状突起处，又称耳珠。相当于咽喉，包含内鼻、外鼻、咽喉、肾上腺等信息点。

（13）上屏尖：耳屏游离缘上部的尖端处。

（14）下屏尖：耳屏游离缘下部的尖端处。

（15）对耳屏：耳垂上部与耳屏相对的隆起处。对耳屏相当于头部，包含皮质下、额、颞、枕等信息点。

（16）对屏尖：对耳屏游离缘的尖端。

（17）屏上切迹：耳屏上缘和耳轮脚之间的凹陷。屏上切迹包含外耳的信息点。

（18）屏间切迹：耳屏与对耳屏之间的凹陷。屏间切迹相当于内分泌。

（19）轮屏切迹：对耳轮和对耳屏之间的凹陷处。

（20）耳甲：由部分耳轮、对耳轮、对耳屏及外耳门围成凹窝。由耳甲艇和耳甲腔组成。

（21）耳甲艇：耳轮脚以上的凹陷部分。耳甲艇相当于腹部，包含肾、输尿管、膀胱、胰、肝等信息点。

（22）耳甲腔：耳轮脚以下的凹陷部分。耳甲腔相当于胸部，包含心、肺、气管等信息点。

（23）外耳道口（外耳门）：耳甲腔前方的孔窍。在耳甲腔内，为耳屏所遮盖。

（24）耳垂：耳廓下部，无软骨的皮垂。耳垂相当于面部，包含有牙、舌、颌、眼、内耳、面颊、扁桃体等信息点。

耳廓解剖部位名称还是比较复杂的，记起来并不容易。为了便于记忆，我们把耳廓的解剖状态分解为"卷、平、凸、凹"四种状态和"一、二、三、四"十个板块。即：一个"卷"，两个"平"，三个"凸"，四个"凹"。一个"卷"中"卷"指卷曲，就是卷曲的"耳轮"；两个"平"中"平"指平面，即一个是"耳垂"、"对耳屏"合起来的大平面，另一个是"耳屏"这个小平面；三个"凸"中"凸"指凸起，即"对耳轮体"、"对耳轮上脚"和"对耳轮下脚"三个凸起部位;四个"凹"中"凹"指凹陷,即"耳甲腔"、"耳甲艇"、"三角窝"和"耳舟"四个凹陷部位。

此外,还可以和保健相结合,即用手指按照"一个卷,两个平,三个凸,四个凹"的循序进行按摩,同时想它的对应部位和保健功能。如:按摩"一个卷"时,同时想耳轮里有一条能量通道,耳轮脚对应膈肌,含有膈肌的信息,对全身有保健作用,并可调节膈肌;按摩"两个平"时,同时想它对应头、面部,含有头面部信息。耳垂对应面部,对耳屏对应头部,耳屏对应鼻、咽部,对头面部有保健作用;按摩"三个凸"时,同时想它含有椎体、躯干和下肢的信息。对耳轮体对应人体的颈和躯干,对耳轮下脚对应臀部,对耳轮上脚对应下肢,还包含着一条能量通道。对全身及躯干、下肢都有保健作用;按摩"四个凹"时,同时想它含有内脏和上肢的信息。耳甲腔对应胸腔,耳甲艇对应腹腔,三角窝对应盆腔,耳舟对应上肢。对胸、腹部及上肢有保健作用。

如此记忆法一方面可以学习耳穴信息的分段分布,另一方面在分段按摩信息点过程中发挥保健的作用。学用结合,学习耳穴按摩保健就逐步入门了。

(二)耳廓背面解剖部位名称(见图3-3)

(1)耳轮背面:耳轮背部的平坦部分。

(2)耳轮尾背面:耳轮尾背部的平坦部分。

(3)耳垂背面:耳垂背部的平坦部分。

(4)对耳轮上脚沟:在对耳轮上脚的背面凹陷处。

(5)对耳轮下脚沟:在对耳轮上脚的背面凹陷处。

(6)对耳轮沟:在对耳轮体的背面凹陷处。

(7)耳轮脚沟:在耳轮脚的背面凹陷处。

(8)对耳屏沟:在对耳屏的背面凹陷处。

(9)耳舟隆起:在耳舟的背面隆起处。

(10)三角窝隆起:在三角窝的背面隆起处。

(11)耳甲艇隆起:在耳甲艇的背面隆起处。

(12)耳甲腔隆起:在耳甲腔的背面隆起处。

(13)上耳根:在耳廓与头部相连的最上部。

(14)耳迷根:在耳轮脚后沟的耳根处。

(15)下耳根:在耳廓与头部相连的最下部。

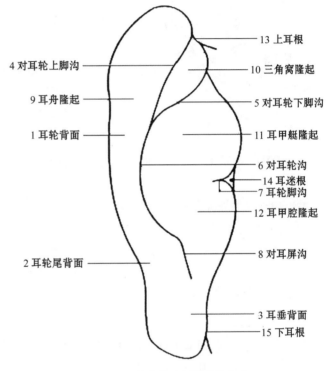

图3-3　耳廓背面解剖部位名称

第二节　耳穴的定位和功能

耳穴分为两大类:一类能够反映人体相关部位,以人体生理部位名称命名,我们称它为"部位穴",如肝、心、脾、肺、肾等穴;另一类不反映具体生理部位,但有特定的医疗保健功能,我们称它为"功能穴",如神门、内分泌、耳尖等穴。功能穴可单独使用,也可配合相关部位穴使用,以加强疗效。

一、耳垂部分

耳垂对应人体的面部,从屏间切迹软骨下缘至耳垂下缘画三条等距水平线,再在第二水平线上引两条垂直等分线,由前向后、由上向下把耳垂分为 9 个区,即第一区为牙,第二区为舌,第三区为颌,第四区为垂前,第五区为眼,第六区为内耳,第七区为身心穴,第八区为扁桃体,第九区为空白区(见图 3 - 4)。此外还包含面颊穴、屏间前、屏间后、升压点、肿瘤特异区 1、低血压沟、心律不齐沟、耳鸣沟、缺齿沟、喉牙、智齿、颞颌关节、心脏点共 13 个穴位(见图 3 - 4)。

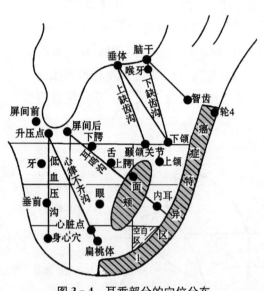

图 3 - 4 耳垂部分的穴位分布

(一) 第一区:牙(曾用名称:拔牙麻醉点、牙痛点)

牙穴是部位穴,对应牙。

主治病症参考:牙痛、牙周炎、低血压。

(二) 第二区:舌、上腭、下腭

(1) 舌穴对应人体的舌头,可用于治疗舌部疾病。

主治病症参考:舌炎、舌痛、舌部溃疡等舌部病症。

(2) 上腭穴对应人体的上腭,包括上唇。

主治病症参考:唇炎、口腔溃疡、三叉神经上颌支痛、牙周炎。

(3) 下腭穴对应人体的下腭,包括下唇。

主治病症参考:唇炎、口腔溃疡、三叉神经下颌支痛、牙周炎。

(三) 第三区:颌(上颌在上线的中点、下颌在中点)

颌穴是部位穴,对应上颌、下颌。

主治病症参考:牙痛、牙周炎、颞颌关节功能紊乱、三叉神经痛。

(四) 第四区:垂前(曾用名称:拔牙麻醉点、神经衰弱点、早醒点)

垂前是功能穴。

主治病症参考:神经衰弱、早醒、多梦。

(五) 第五区:眼

眼穴是部位穴,对应人体的眼睛,可用于眼部保健和治疗眼部疾病。

主治病症参考:急性结合膜炎、电光性眼炎、麦粒肿、角膜炎、青光眼、屈光不正、视网膜病变、小儿弱视、假性近视等各种眼疾。

(六) 第六区:内耳

内耳穴是部位穴,对应人体的内耳,可用于内耳病症的治疗。

主治病症参考:内耳眩晕症、听力减退、耳鸣、中耳炎等耳部疾病。

(七) 第七区:身心穴

身心穴是功能穴,是诊断治疗情绪变化的特定点穴。

主治病症参考:情绪变化疾病,如忧郁、焦虑不安、神经过敏、紧张等。

(八) 第八区:扁桃体

扁桃体穴是部位穴,对应人体口腔的扁桃体,可用于治疗扁桃体疾患。

主治病症参考:扁桃体炎、咽喉炎。

(九) 第九区:空白区

此区域无任何穴位,因此得名。

(十) 面颊穴

面颊穴是部位穴,在 5 区和 6 区中间,对应面颊部,可以治疗面颊部位的疾病。

主治病症参考:周围性面瘫、面肌痉挛、三叉神经痛、面部皮肤病等。

(十一) 屏间前(曾用名称:青光、目 1)

屏间前穴是功能穴,在屏间切迹前下方。

主治病症参考:青光眼、视网膜炎、假性近视。

(十二) 屏间后(曾用名称:散光、目 2)

屏间后穴是功能穴,在屏间切迹后下方。

主治病症参考:假性近视、散光、结合膜炎、麦粒肿。

(十三) 升压点

升压点穴是功能穴,在屏间前、后两穴之间,屏间切迹下方。

主治病症参考:主治低血压。

(十四) 肿瘤特异区 1

肿瘤特异区 1 是诊断肿瘤的特定区。触及该区域如有呈现片状或条索状并伴有疼痛敏感反应,应考虑有恶性肿瘤存在的可能。

(十五) 低血压沟

此沟是诊断低血压的特定沟。当升压点凹陷,并且从升压点至耳垂 7 区有皮肤皱褶时,应考虑有低血压的可能。

(十六) 心律不齐沟(曾用名称:冠心病沟)

此沟是诊断冠心病和心律不齐的参考穴,亦可用于治疗心脏疾病。从升压点至耳垂 8 区扁桃体有皮肤皱褶时,应考虑有冠心病及心律不齐可能。

(十七) 耳鸣沟

此沟是诊断耳鸣及听力下降的特定穴,亦可用于治疗耳鸣。从屏间后穴至耳垂 6 区内耳有皮肤凹陷时,应考虑有耳鸣及听力下降的可能。

(十八) 缺齿沟

(1) 上缺齿沟:从脑垂体至上颌或下颌。是诊断上牙缺损的特定沟,在治疗上无意义。

(2) 下缺齿沟:从脑干至下颌或智齿。是诊断下牙缺损的特定沟,在治疗上无意义。

(十九) 喉牙(曾用名称:牙痛点)

喉牙是功能穴,在脑干下方 0.2 cm 处,是治疗咽喉和牙痛的要穴。

(二十) 智齿

智齿是部位穴,在耳轮尾与下颌之间,对应人体的智齿。

主治病症参考:牙痛。

(二十一) 颞颌关节

颞颌关节是功能穴,在第三区上线偏左,是诊疗颞颌关节紊乱和疼痛的要穴。

主治病症参考:颞颌关节炎和颞颌关节紊乱。

(二十二) 心脏点

心脏点是功能穴,在心律不齐沟上,位于第八区,是诊疗心脏疾病的要穴。

主治病症参考:用于治疗心脏疾病。

二、耳屏部分

耳屏俗称小耳朵,是人体鼻咽部的信息区,分耳屏内侧和外侧。在耳屏外侧有外耳、外鼻、屏尖、肾上腺、降率点、渴点、饥点共 7 个穴位(见图 3-5A 所示);在耳屏内侧有咽喉、内鼻共 2 个穴位(见图 3-5B 所示)。

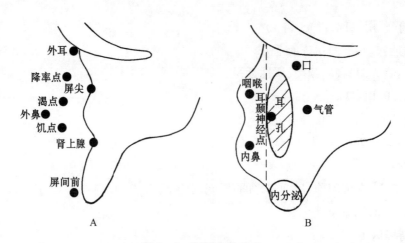

图 3 - 5　耳屏穴位分布

A. 耳屏外侧面穴位分布　B. 耳屏内侧面穴位分布

(一) 外耳

外耳穴是部位穴,在屏上切迹前方近耳轮部,对应人体耳外侧。

主治病症参考:外耳道炎、中耳炎、耳鸣、耳廓皮肤病、耳廓神经痛、三叉神经痛、颈项部疼痛。

(二) 外鼻(曾用名称:鼻眼净)

外鼻穴是部位穴,在耳屏外侧面正中稍前,对应人体鼻外侧。

主治病症参考:鼻前庭炎、鼻炎、酒糟鼻、鼻疖肿等。

(三) 屏尖(曾用名称:珠顶)

屏尖穴是功能穴,在耳屏前方的两个隆起尖端中的上面一个。

主治病症参考:发热、疼痛、牙痛。

(四) 肾上腺

肾上腺穴是部位穴,在耳屏前方两个隆起的尖端的下面一个,对应人体肾上腺。

主治病症参考:①有肾上腺素和肾上腺皮质激素的作用,常用于抗炎、抗过敏、抗休克、抗风湿及各种细菌感染后所引起的严重中毒症状;②对血管有调节舒张收缩作用,用于低血压患者和毛细血管的出血、渗血的止血;③也有退热作用,可用于各种原因的高热患者。禁高血压患者使用此穴。

(五) 降率点

降率点是调整心率、降心率之要穴,在渴点与外耳之间。

主治病症参考:心动过速、房颤。

(六) 渴点

渴点是功能穴,在外鼻与屏尖之间,有止渴功能。

主治病症参考:可控制饮水量,有生津解渴作用,治疗神经性多饮、糖尿病、尿崩症等。

(七) 饥点

饥点是功能穴,在外鼻与肾上腺之间,此点对胃有双向调节作用,如果饥饿按压此点可以缓解饥饿感,如果饱胀按压此点可以促进食物的消化。饥点有解饥作用,可治疗糖尿病及其他原因所致的消谷善饥症,也是减肥、控制饮食的要穴。常见耳朵饥点痛是因为外耳道发炎。

(八) 咽喉

咽喉穴是部位穴,在耳屏内侧面的上 1/2 处,对应人体咽、喉。

主治病症参考:声音嘶哑、咽喉炎、扁桃体炎、梅核气、支气管炎。

（九）内鼻

内鼻穴是部位穴,在耳屏内侧面下 1/2 处,对应人体鼻内侧。

主治病症参考:鼻炎、过敏性鼻炎、副鼻窦炎、鼻衄、感冒等各种鼻部疾病。

三、对耳屏部分

耳廓的对耳屏部分对应人体头和脑部。为准确定位,将对耳屏从对屏尖向内、外两侧分成两部分。外侧有对屏尖、垂体、脑干、枕、颞、额、顶、平喘、晕区、神经衰弱区 10 个穴位,内侧有皮质下(包括 1 区、2 区、3 区)、睾丸、兴奋点、丘脑、卵巢、癫痫点、脑 7 个穴位(见图 3-6)。

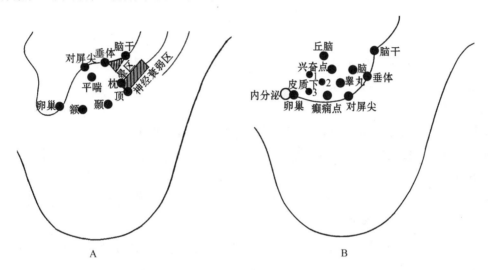

图 3-6　对耳屏穴位分布

A. 对耳屏外侧面穴位分布　B. 对耳屏内侧面穴位分布

（一）对屏尖(曾用名称:腮腺)

对屏尖穴是功能穴,在耳廓对耳屏的尖端,具有调节呼吸中枢及平喘止咳功能。

主治病症参考:支气管哮喘、腮腺炎、睾丸炎、皮肤瘙痒症等。

（二）垂体(曾用名称:脑点、缘中)

垂体在对屏尖与轮屏切迹之间,对脑垂体有调节功能。

主治病症参考:脑垂体功能紊乱、内耳眩晕症、遗尿症等。

（三）脑干

脑干穴是部位穴,在轮屏切迹处,对应人体的脑干。脑干不仅是大脑、小脑和脊髓互相联系的重要通道,而且还是心跳、呼吸等许多重要的反射中枢所在。

主治病症参考:脑干穴有健脑功能,常用来治疗脑膜刺激症、癫痫、精神分裂症、多动症、脑萎缩、面肌痉挛、神经官能症等,对止咳及退烧也有疗效。

（四）枕(曾用名称:晕点)

枕穴是部位穴,在对耳屏外侧面的后上方,对应人体枕部。它具有镇静、止痛、止晕、明目等功能,是止晕的要穴。

主治病症参考:头痛、头晕、哮喘、癫痫、神经衰弱等。

（五）颞(曾用名称:太阳)

颞穴是部位穴,在对耳屏外侧面的中部,对应人体颞部。

主治病症参考:偏头痛。

21

(六) 额

额穴是部位穴,在对耳屏外侧面的前下方,对应人体额部,为健脑要穴。

主治病症参考:头晕、前头痛、失眠、多梦。

(七) 顶

顶穴是部位穴,在对耳屏外侧面的后上方,枕穴垂直向下 0.15 cm 处,对应人体头顶。

主治病症参考:头顶疼痛。

(八) 平喘

平喘是功能穴,对屏尖穴前下方约 0.2 cm 处,具有调节呼吸中枢及平喘功能。

主治病症参考:过敏性气管炎、支气管哮喘等。

(九) 晕区

晕区位于对耳屏外侧面上方,脑干与垂体之间区域,可诊断和治疗头晕症状。

主治病症参考:各种原因所致的头晕。

(十) 神经衰弱区

神经衰弱区位于颈椎与枕、顶两穴之间,是诊断和治疗神经衰弱的区域。

主治病症参考:失眠、入睡慢。

(十一) 皮质下

皮质下是部位穴,位于对耳屏内侧面前下方,对应大脑皮层,有调节大脑皮层功能的作用。其可分为神经系统皮质下区(1 区)、消化系统皮质下区(2 区)及心血管系统皮质下区(3 区),三者呈等边三角形。

主治病症参考:常用于辅助治疗大脑皮层兴奋和抑制功能失调引起的症候群,如神经官能症、精神分裂症、假性近视等。此穴还具有消炎、消肿、止汗、止痛、缓解腹胀的作用。

(十二) 睾丸

睾丸穴是部位穴,在对耳屏内侧面,对屏尖下约 0.2 cm 处,相当于人体睾丸。

主治病症参考:阳痿、不育症、前列腺肥大、睾丸肿大。

(十三) 兴奋点

兴奋点是功能穴,位于对耳屏内侧,对耳屏尖下约 0.4 cm 处,是促兴奋要穴。

主治病症参考:嗜睡、夜尿症、肥胖症、内分泌及性功能低下诸症。

(十四) 丘脑

丘脑是部位穴,位于对耳屏内侧,对耳屏尖下约 0.6 cm 处,相当于人体下丘脑,对内脏及体内的生理活动有调节作用。

主治病症参考:单纯性肥胖、过食性肥胖、嗜睡、水肿、内分泌功能紊乱。

(十五) 卵巢

卵巢穴是部位穴,在屏间切迹外缘与对耳屏内侧缘之间,对应人体卵巢。

主治病症参考:月经不调、闭经、性功能子宫出血、性冷淡、性功能低下、更年期综合征、不孕症、卵巢炎、附件炎、痛经。

(十六) 癫痫点

癫痫点是功能穴,位于对耳屏内侧面上方,对屏尖和心血管皮质下之间,是治疗癫痫的要穴。

主治病症参考:癫痫。

(十七) 脑

脑是部位穴,在对耳屏内侧面上方,治疗脑源性疾病的要穴,对应人体的脑。

主治病症参考:脑病、脑动脉硬化供血不足、脑血栓后遗症、癫痫、帕金森病、小儿多动症、低能儿、老年痴呆症。

四、耳甲腔部分

耳甲腔是人体胸腔的信息区,分布有心、肺、气管、支气管、脾、内分泌、三焦、结核点、血液点、牙痛点、脾肿大区共11个穴位(见图3-7)。

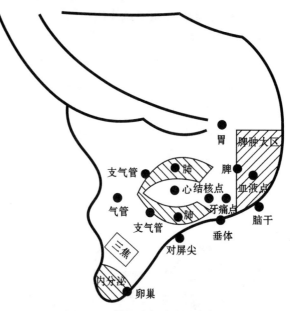

图3-7　耳甲腔部分穴位分布

(一) 心

心穴是部位穴,位于耳甲腔中央,对应人体的心脏。

主治病症参考:常用于治疗心、脑血管系统疾病,如冠心病、心律不齐、高血压及神经衰弱、癔症、口舌生疮等病症。

(二) 肺(曾用名称:肺点、肺气肿点)

肺穴位于耳甲腔中央周围,也就是在"心穴"的周围。其对应人体肺部,有调节肺的功能。肺穴以心区为界,将肺区分为上、下两部分,"上肺"代表对侧肺,"下肺"代表同侧肺。肺区近外耳道口一侧为肺上部(肺尖)的代表区,近对耳轮一侧为肺下部(肺底)的代表区。

主治病症参考:肺炎、咳喘、胸闷、痤疮、皮肤瘙痒症、荨麻疹、鼻炎、声音嘶哑、便秘等。

(三) 气管

气管穴是部位穴,在外耳道口与心穴之间,对应人体气管。

主治病症参考:常用来治疗气管炎和咳喘疾患。

(四) 支气管

支气管穴是部位穴,在气管与下肺之间,对应人体支气管。

主治病症参考:急、慢性气管炎和支气管扩张。

(五) 脾

脾穴是部位穴,在耳甲腔的后上方,对应人体的脾脏,是人体最大的淋巴器官。

主治病症参考:用于免疫调节和治疗腹胀、腹泻、便秘、食欲不振、内耳眩晕、功能性子宫出血、白带过多等症。

(六) 内分泌

内分泌穴是常用的功能穴,在耳甲腔底部屏间切迹内,调节全身内分泌、抗过敏,并有增强免疫调节的作用。其主要功能是可以与其他穴位联合使用以增强疗效,如与甲状腺穴联合治甲状腺病,与胰胆穴联合治糖尿病,配合其他治疗穴位增强免疫调节等。

主治病症参考:常用于治疗痛经、月经不调、更年期综合征、痤疮、尿崩等。

(七) 三焦

中医的"三焦"指胸、腹部的上焦(膈肌以上的胸部)、中焦(膈肌与脐之间的上腹部)、下焦(脐以下的下腹部)三个部位,在耳甲腔底部"内分泌穴"上方。三焦穴有通利水道、消炎、止痛的功能。

主治病症参考:常用于治疗腹胀、便秘、上肢外侧疼痛。

(八) 结核点

结核点是功能穴,在心与牙痛点之间,与心、下肺形成的等边三角形,是诊断和治疗肺结核的参考点。

主治病症参考:肺结核。

(九)血液点

血液点是功能穴,位于脾和颈穴连线中点,是诊断和治疗血液病的参考点。

主治病症参考:血液系统疾病。

(十)牙痛点

牙痛点是功能穴,位于脾和垂体之间,是治疗牙痛的参考点。

主治病症参考:牙痛、牙周炎等疾病。

(十一)脾肿大区

脾肿大区位于脾与对耳轮内侧缘所构成的区域内,是诊断脾肿大和脾气虚弱的特定区。

主治病症参考:脾肿大和脾虚。

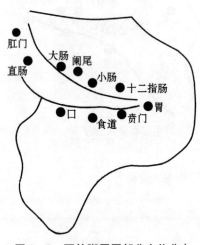

图3-8 耳轮脚周围部分穴位分布

五、耳轮脚周围部分

耳轮脚周围的穴位分布在耳甲腔和耳甲艇内,它是消化道的信息区,依次分布着口、食道、贲门、胃、十二指肠、小肠、阑尾、大肠共8个穴位(见图3-8)。

(一)口

口穴是部位穴,在耳轮脚下方前1/3处,对应人体的口。

主治病症参考:口腔炎、咽喉炎、咳嗽、面瘫等。

(二)食道

食道穴是部位穴,在耳轮脚下方中1/3处,对应人体的食道。

主治病症参考:食道炎、食道痉挛、梅核气、呼吸不畅。

(三)贲门

贲门穴是部位穴,在耳轮脚下方后1/3处,对应人体胃的贲门。

主治病症参考:贲门痉挛和神经性呕吐。

(四)胃(曾用名称:幽门、下垂点)

胃穴是部位穴,在耳轮脚消失处,对应人体的胃部。

主治病症参考:可用来治疗胃痉挛、胃炎、胃溃疡、消化不良、失眠、牙痛。

(五)十二指肠

十二指肠穴是部位穴,在耳轮脚上方后部,对应人体的十二指肠。

主治病症参考:十二指肠溃疡、幽门痉挛等症。

(六)小肠

小肠穴是部位穴,在耳轮脚上方中部,对应人体的小肠。

主治病症参考:消化不良、腹痛、心律失常等症。

(七)阑尾

阑尾穴是部位穴,在右耳大、小肠两穴之间,对应人体的阑尾。

主治病症参考:阑尾穴可用于辅助治疗单纯性阑尾炎(急性阑尾炎一般都由外科考虑手术治疗)。

(八)大肠

大肠穴是部位穴,在耳轮脚上方前部,对应人体的大肠。

主治病症参考:腹泻、便秘、痤疮、咳嗽。

六、耳甲艇部分

耳甲艇是腹部的信息区,除胃、肠外还分布着肝、胰胆、肾、膀胱、输尿管、前列腺、下焦、醉点、腹水点、胆道或糖尿病点、脐、肝肿大区、腹胀区、肋缘下共 14 个穴位(见图 3 - 9)。

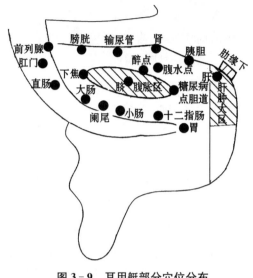

图 3 - 9　耳甲艇部分穴位分布

(一) 肝

肝穴是部位穴,在耳甲艇后下方,对应人体肝脏。肝脏是人体最大的消化腺,也是重要的代谢器官,它分泌胆汁、贮存糖原、加工人体各种代谢所需的物质。肝脏还有解毒功能,不论是体内代谢过程中产生的某些毒性物质,或是直接来自体外的毒物以及某些药物的毒性,都要在肝脏进行解毒。肝穴有调节肝脏、治疗肝病的功能。

主治病症参考:胁痛、眩晕、癫痫、四肢麻木、痉挛、更年期综合征、高血压、假性近视、单纯性青光眼、头顶痛、慢性肝炎、胆道疾病等。

(二) 胰胆

胰和胆是两个不同脏器,一般定义为胰在左耳、胆在右耳,在肝、肾两穴之间。胰胆穴对应胰和胆两个脏器,对胰、胆都有调节功能。

主治病症参考:胆囊炎、胆石症、带状疱疹、胰腺炎、消化不良、糖尿病、耳鸣、耳聋、中耳炎、偏头痛等。

(三) 肾

肾穴是部位穴,在对耳轮上、下脚分叉处下方的耳甲艇部,对应人体肾。肾穴有壮阳气、益精液、强腰脊、补脑髓、利水道、聪耳明目功能,为强壮保健穴。

主治病症参考:肾盂肾炎、遗尿症、颈椎、腰痛、耳鸣、耳聋、月经不调、遗精早泄、脱发、浮肿、神经衰弱。

(四) 膀胱

膀胱穴是部位穴,在对耳轮下脚的前下方,对应人体膀胱。

主治病症参考:膀胱炎、遗尿症、尿潴留、坐骨神经痛、腰痛、尿频、尿急、尿痛、肾盂肾炎、后头痛。

(五) 输尿管

输尿管穴是部位穴,在肾与膀胱两穴之间,对应人体输尿管。

主治病症参考:输尿管结石绞痛、尿潴留、尿频、尿急、尿痛、尿失禁、肾盂肾炎、尿路感染、前列腺炎。

(六) 前列腺(曾用名称:艇角、内尿道(女))

前列腺穴是部位穴,在耳甲艇前上角,对应人体的前列腺。

主治病症参考:前列腺增生、前列腺炎、尿频、尿急、尿痛、尿失禁、尿路感染。

(七) 下焦(曾用名称:少腹)

下焦穴是功能穴,在膀胱与大肠之间,是治疗泌尿生殖系统、妇科疾病的要穴。

主治病症参考:痛经、附件炎、盆腔炎、不孕不育症、子宫内膜炎、子宫内膜异位、前列腺炎、前列腺肥大等引起的少腹疼痛。

(八) 醉点

醉点穴是功能穴,位于肾与小肠之间,是用于戒酒的要穴。

主治病症参考:酒醉、戒酒。

(九) 腹水点(曾用名称:利水点)

腹水穴是功能穴,位于肾与十二指肠之间,是诊断和治疗水湿不运的要穴。

主治病症参考:腹水、浮肿、减肥。

(十) 胆道或糖尿病点

1. 胆道

胆道穴是功能穴,位于胆与十二指肠之间,是诊断和治疗胆道感染的要穴。

主治病症参考:胆道感染、胆囊炎、胆结石。

2. 糖尿病点

糖尿病穴是功能穴,位于胰与十二指肠之间,是诊断和治疗糖尿病的特定点。

主治病症参考:糖尿病。

(十一) 脐(曾用名称:艇中、腹中、醉点、腹膜)

脐穴是部位穴,在耳甲艇中央,对应人体的肚脐。

主治病症参考:腹痛、腹胀、腹泻、痛经、便秘、肠炎、减肥。

(十二) 肝肿大区

肝肿大区是部位穴,在肝到脾肿大区处,是诊断肝脏大小的特定区,对应人体肝区。

主治病症参考:肝病。

(十三) 腹胀区

腹胀区是部位穴,在耳甲艇中央区域,是诊断和治疗腹胀的要穴,对应人体腹部。

主治病症参考:胀气。

(十四) 肋缘下

肋缘下穴是功能穴,在对耳轮内侧缘,肝穴外侧的耳腔缘,是诊断肝区痛及肝脏大小的要穴。

主治病症参考:肝胆疾病。

七、三角窝部分

三角窝主要是盆腔和内生殖器的信息区,分布有神门、盆腔、内生殖器、宫颈、角窝上、耳肝点、附件、腹股沟、便秘点9个穴位(见图3-10)。

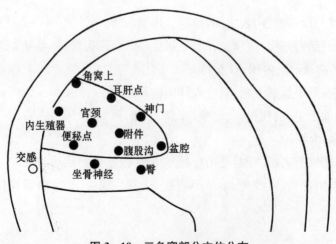

图 3-10　三角窝部分穴位分布

（一）神门

神门穴是常用功能穴,在三角窝内,对耳轮上、下脚分叉处稍上方。此穴可调节大脑皮层的兴奋与抑制,有消炎、止痛、镇静、安眠、降压的功能。神门属止痛要穴,可用于痛症的治疗。

主治病症参考:失眠、多梦、痛症、炎症、戒断综合征。

（二）盆腔（曾用名称:腰痛点）

盆腔穴是部位穴,在三角窝内,对耳轮上、下脚分叉处的内缘,对应人体盆腔。

主治病症参考:盆腔炎、下腹疼痛、痛经、前列腺炎、腰痛。

（三）内生殖器（曾用名称:子宫、精宫、天癸）

内生殖器穴是部位穴,在三角窝前 1/3 的下部,对应人体内生殖器。

主治病症参考:痛经、月经不调、白带过多、功能性子宫出血、遗精、早泄、不孕不育症、子宫内膜炎、子宫内膜异位、性功能减退。

（四）宫颈

宫颈穴是部位穴,在三角窝凹陷处中前缘,对应人体的宫颈。

主治病症参考:宫颈炎、宫颈糜烂、带症、前列腺炎。

（五）角窝上（曾用名称:降压点）

角窝上是功能穴,在三角窝内前上方,其功能主要是降血压。

主治病症参考:高血压。

（六）耳肝点（曾用名称:肝炎点）

耳肝点是功能穴,在角窝上与神门之间,其功能主要是治疗肝区疼痛。

主治病症参考:肝炎、胆囊炎。

（七）附件

附件穴是部位穴,在宫颈与盆腔之间,对应人体内的附件。

主治病症参考:附件炎、痛经、带症、少腹痛、前列腺炎。

（八）腹股沟

腹股沟穴是部位穴,在对耳轮下脚的上缘中、后处,对应人体的腹部。

主治病症参考:下腹部疼痛、腹股沟淋巴结炎、腹股沟疝。

（九）便秘点

便秘点是功能穴,诊断便秘的特定点,在对耳轮下脚的上缘中、前处。

主治病症参考:在治疗时,尚无特定作用。

八、耳舟部分

耳舟对应上肢,是人体上肢的信息区,分布有指、腕、风溪、肘、肩、肩关节、锁骨、肾炎点、腋下、风湿线 10 个穴位(见图 3-11)。

（一）指（曾用名称:阑尾 1）

将耳舟分成六等份,自上而下的第一等份为指穴。其是部位穴,对应人体的手指。

主治病症参考:甲沟炎、手指疼痛和麻木等指关节疾病。

（二）腕

将耳舟分成六等份,自上而下的第二等份为腕穴。其是部位穴,对

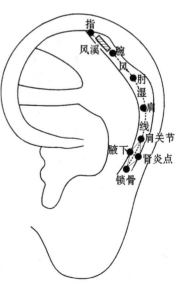

图 3-11 耳舟部分穴位分布

应人体的手腕。

主治病症参考：腕关节炎、腕关节扭伤、腕部疼痛。

（三）风溪（曾用名称：过敏区、荨麻疹点）

风溪穴是功能穴，位于指、腕两穴之间，主要功能是抗过敏。

主治病症参考：荨麻疹、皮肤瘙痒症、过敏性鼻炎等过敏性疾病。

（四）肘（曾用名称：睡眠诱导点）

将耳舟分成六等份，自上而下的第三等份为肘穴。其是部位穴，对应人体的肘。

主治病症参考：肱骨外上髁炎（网球肘）、肘部扭伤、肘部疼痛、风湿性关节炎。

（五）肩（曾用名称：阑尾2）

将耳舟分成六等份，自上而下的第四等份为肩穴。其是部位穴，对应人体的肩。

主治病症参考：肩关节周围炎、肩部疼痛。

（六）肩关节

将耳舟分成六等份，自上而下的第五等份为肩关节穴。其是部位穴，对应人体的肩膀。

主治病症参考：肩关节扭伤、肩关节周围炎、肩背痛。

（七）锁骨（曾用名称：阑尾3）

将耳舟分成六等份，自上而下的第六等份为锁骨穴。其是部位穴，对应人体的锁骨。

主治病症参考：肩关节周围炎、肩颈部疼痛、无脉症。

（八）肾炎点

肾炎点是功能穴，在锁骨和肩关节之间外缘中点，主要功能是诊断和治疗肾小球肾炎。

主治病症参考：肾小球肾炎。

（九）腋下

腋下穴是部位穴，在锁骨和肩关节之间内缘中点，对应人体的腋下。

主治病症参考：腋窝部疼痛、腋窝下淋巴结炎、腋窝及上臂水肿、多汗症。

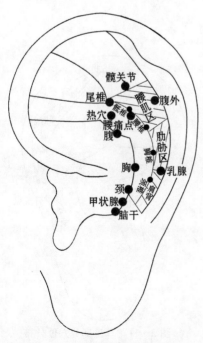

图 3-12 对耳轮部分穴位分布

（十）风湿线

风湿线即指与锁骨两穴之间的连线，是诊断风湿病的参考线。

主治病症参考：风湿病。

九、对耳轮部分

对耳轮体对应脊柱及躯干，对耳轮上脚对应下肢，对耳轮下脚对应臀部，分布着相关的全息穴。将对耳轮体分为3部分，对耳轮体下1/5为颈椎，对耳轮体中2/5为胸椎，对耳轮体上2/5为腰、骶椎。对耳轮体分布有颈椎、胸椎、腰椎、骶椎、尾椎、颈、胸、腹、热穴、乳腺、腹外、甲状腺、腰痛点13个穴位（见图3-12）。

（一）颈椎

颈椎穴是部位穴，位于对耳轮体下1/5处，对应人体颈椎。

主治病症参考：颈椎综合征、落枕等。

（二）胸椎

胸椎穴是部位穴，位于对耳轮体中2/5处为胸椎穴，对应人体胸椎。

主治病症参考：胸椎骨质增生、胸背部伤痛。

（三）腰椎

腰椎穴是部位穴，位于对耳轮体上 2/5 处，对应人体腰椎。

主治病症参考：腰椎病变、腰椎骨质增生、腰部疼痛。

（四）骶椎

骶椎穴是部位穴，位于对耳轮体上 2/5 处，对应人体骶椎。

主治病症参考：骶椎部疼痛、夜尿症、遗尿。

（五）尾椎

尾椎穴是部位穴，位于对耳轮上、下脚分叉处三角窝顶角的外缘，对应人体尾椎。

主治病症参考：尾椎部疼痛。

（六）颈

颈穴是部位穴，在颈椎穴前侧耳甲缘，对应人体颈部。

主治病症参考：落枕、颈部淋巴结炎、颈项肌肉拉伤肿痛。

（七）胸

胸穴是部位穴，在胸椎穴前侧耳甲缘，对应人体胸部。

主治病症参考：胸胁痛、胸闷、胸膜炎、肋软骨炎、乳腺炎、带状疱疹。

（八）腹

腹穴是部位穴，在腰骶椎穴前侧耳甲缘，对应人体腹部。

主治病症参考：肠炎、便秘、腹痛、腹胀、腹泻、急性腰扭伤、减肥、产后子宫收缩痛、痛经。

（九）热穴

热穴是功能穴，位于尾椎与腹之间，主要功能是活血通络。

主治病症参考：改善外周血液循环，提高皮肤温度；可治疗脉管炎、静脉炎、糖尿病引起的血液循环障碍和肢体怕冷。

（十）乳腺

乳腺穴是部位穴，位于胸椎与颈椎间连线的外缘，对应人体乳腺。

主治病症参考：乳房疾病，如经前乳房胀痛、乳腺炎、产后泌乳不足、小叶增生、乳腺肿瘤等。

（十一）腹外

腹外是功能穴，位于腰椎外缘，主要功能诊疗泌尿系统结石引起的肾区疼痛。

主治病症参考：肾结石。

（十二）甲状腺

甲状腺是部位穴，位于颈与脑干穴之间，主要功能是治疗甲状腺病。

主治病症参考：甲状腺肿瘤、甲状腺弥漫性增生、甲状腺功能减退或亢进。

（十三）腰痛点

腰痛点是功能穴，在腰骶椎区的痛点处，主要功能是治疗腰部伤痛。

主治病症参考：腰部的急慢性伤痛。

十、对耳轮上、下脚部分

对耳轮上脚分布有趾、跟、踝关节、膝关节、髋关节、足心、足背、腘窝、外膝、腓肠肌、股内侧 11 个穴位。对耳轮下脚分布有臀、坐骨神经和交感 3 个穴位。图 3-13 显示了上述两部分的穴位分布。

（一）趾

趾穴是部位穴，在对耳轮上脚的后上方，近耳尖部，对应人体脚趾。

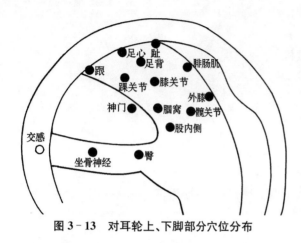

图 3-13 对耳轮上、下脚部分穴位分布

主治病症参考:甲沟炎、趾部伤痛、四肢末梢血液循环障碍。

(二) 跟

跟穴是部位穴,在对耳轮上脚的后上方,近三角窝上部,对应人体脚跟。

主治病症参考:足跟痛、跟腱炎。

(三) 踝关节

踝关节穴是部位穴,在跟、膝关节两穴之间,对应人体脚踝。

主治病症参考:踝关节炎、踝关节扭伤。

(四) 膝关节

膝关节穴是部位穴,在对耳轮上脚的中 1/3 处,对应人体膝关节。

主治病症参考:膝关节肿痛、膝关节炎、膝关节扭伤、膝关节无力。

(五) 髋关节

髋关节穴是部位穴,在对耳轮上脚的下 1/3 处,对应人体髋关节。

主治病症参考:髋关节疼痛、坐骨神经痛。

(六) 足心

足心穴是部位穴,在趾和跟之间,对应人体足心。

主治病症参考:足心痛。

(七) 足背

足背穴是部位穴,在趾和踝关节之间,对应人体足背。

主治病症参考:足背疾患。

(八) 腘窝

腘窝穴是部位穴,在髋关节和神门之间,对应人体腘窝。

主治病症参考:腘窝疼痛、深部膝关节疼痛。

(九) 外膝

外膝穴是部位穴,在髋关节外缘,对应人体膝。

主治病症参考:膝部软组织损伤、炎症等引起的疼痛。

(十) 腓肠肌

腓肠肌穴是部位穴,在趾和外膝之间,对应人体腓肠肌。

主治病症参考:腓肠肌痉挛、腓肠肌纤维组织炎、坐骨神经炎引起的腓肠肌疼痛。

(十一) 股内侧

股内侧穴是部位穴,在盆腔和髋关节之间,对应人体股内侧区。

主治病症参考:股内侧肌肉紧张、酸痛。

(十二) 臀

臀穴是部位穴,在对耳轮下脚的后 1/3 处,对应人体臀部。

主治病症参考:臀部肌肉损伤和炎症引起的病痛。

(十三) 坐骨神经

坐骨神经穴是部位穴,在对耳轮下脚的前 2/3 处,对应人体的坐骨神经。

主治病症参考:坐骨神经痛。

（十四）交感

交感穴是部位穴,在对耳轮下脚的末端与耳轮交界处,对应人体交感神经。交感穴有调节植物神经系统的功能,对内脏有解痉镇痛作用,对血管有舒张和调节作用。常用于辅助治疗植物神经功能紊乱引发的诸多症状,并有止汗、止酸、止涎的作用。遇出血性疾病和腹胀时禁止用此穴。

主治病症参考:胃脘痉挛、心绞痛、胆绞痛、肠绞痛等疾病。

十一、耳轮及耳轮脚部分

在耳轮及耳轮脚上分布着膈、耳中、奇点、直肠、尿道、外生殖器、肛门、耳尖、结节、枕小神经点、动情穴、肿瘤特异区 2、轮 1、轮 2、轮 3、轮 4、痔疮点共 14 个穴位(见图 3-14)。

（一）膈

膈穴是部位穴,在耳道孔垂直向上方的耳轮脚处,有止呃逆、止血、止痒功能。

主治病症参考:止血、凉血、解痉、止痒。

（二）耳中（曾用名称:零点、神经官能症点）

耳中是功能穴,在耳轮脚中点的下缘处。

主治病症参考:可用于治疗咯血、荨麻疹、皮肤瘙痒症、呃逆、小儿遗尿症等。

（三）奇点

奇点穴是功能穴,在耳轮脚消失处,用于辅助治疗一些神经性的疾病。

主治病症参考:神经痛、瘫痪、痉挛。

（四）直肠（曾用名称:直肠下段）

直肠穴是部位穴,在与大肠穴同水平的耳轮处,对应人体直肠。

主治病症参考:便秘、腹泻、脱肛和痔疮。

（五）尿道

尿道穴是部位穴,在直肠穴上方,与膀胱穴同水平的耳轮处,对应人体的尿道。

主治病症参考:尿频、尿急、尿痛、尿潴留。

（六）外生殖器

外生殖器穴是部位穴,在尿道穴上方,与交感穴同水平的耳轮处,对应人体的外生殖器。

主治病症参考:睾丸炎、副睾炎、外阴瘙痒症。

（七）肛门（曾用名称:痔核点）

肛门穴是部位穴,在与对耳轮上脚前缘相对的耳轮处,对应人体的肛门。

主治病症参考:痔疮和肛裂。

（八）耳尖

耳尖穴是功能穴,在耳轮顶端,与对耳轮上脚后缘相对的耳轮处,具有退热、镇静、降血压、止痛,抗过敏

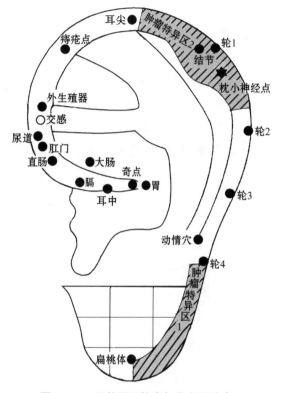

图 3-14　耳轮及耳轮脚部分穴位分布

等功能。

主治病症参考:发热、高血压、急性结膜炎、麦粒肿等。

(九) 结节(曾用名称:肝阳、达尔文结节)

结节穴是功能穴,在耳轮结节处,对肝功能有调节作用。

主治病症参考:头晕、头痛、高血压、肝胆疾病。

(十) 枕小神经点

枕小神经点属功能穴,在耳轮结节内侧缘处,是通经活络、镇静止痛要穴。

主治病症参考:血管痉挛、脑动脉硬化、神经官能症、四肢麻木、头部麻木、颈椎病、后头痛。

(十一) 动情穴

动情穴属功能穴,在耳轮尾消失处。

主治病症参考:性功能低下、性冷淡、阳痿。

(十二) 肿瘤特异区 2

肿瘤特异区 2 属功能穴,在耳轮的外上方,耳轮结节的上、下缘,是诊断肿瘤的特定区。视诊时如色泽呈灰色、暗褐色,触之有小结节表示体内可能有肿瘤。

(十三) 轮 1、轮 2、轮 3、轮 4(曾用名称:扁桃体 2、扁桃体 3)

轮 1、轮 2、轮 3、轮 4 穴均属功能穴,在耳轮上自耳轮结节下缘至耳垂划为四个等份,由上而下依次排列。

主治病症参考:扁桃体炎、上呼吸道感染、发热。

(十四) 痔疮点

痔疮点在与对耳轮上脚前缘相对的耳轮上。

主治病症参考:痔疮。

十二、耳背部分

学者们对于耳背穴位的分布分歧较大,出版的书籍也有多种版本。我们只用上耳根、耳迷根、下耳根和耳背沟 4 个穴位(见图 3 - 15)。

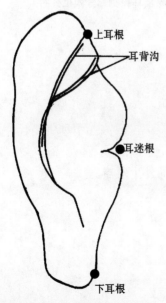

图 3 - 15　耳背部分穴位分布

(一) 上耳根(曾用名称:郁中、脊髓)

上耳根穴是功能穴,在耳根最上缘。

主治病症参考:鼻衄和神经系统疾病。

(二) 耳迷根

耳迷根穴属功能穴,在耳背与乳突交界的根部,耳轮脚对应处,具有调节内脏的功能。常与内脏部位穴联合应用,以加强调节力度。

主治病症参考:胆囊炎、胆石症、糖尿病、心动过速、腹痛、腹泻等症。

(三) 下耳根

下耳根穴也是功能穴,在耳根的最下缘,主要用于治疗低血压。

主治病症参考:低血压、内分泌功能紊乱、耳鸣、听力下降、眼疾。

(四) 耳背沟(曾用名称:降压沟)

耳背沟穴属功能穴,在对耳轮上、下脚及对耳轮主干形成的"Y"字形凹沟部,有降血压功效。

主治病症参考:高血压、皮肤瘙痒。

第四章 耳穴诊断

耳穴诊断,即通过观察耳穴上不同的病理阳性反应变化,实现辅助临床诊断及鉴别诊断疾病的一种颇为独特的诊病方法。由于目前对耳穴诊断的规律尚未完全掌握,耳穴检测阳性反应仅供诊断参考,应作进一步检查,不宜轻易下结论。

耳廓位于头颅两侧,其上缘与眉齐平,下缘位于鼻基底的水平线上。超过这段距离的称大耳朵,不足者称为小耳朵。而耳朵的厚薄尚无统一标准,只能凭经验区分。

中医认为,耳朵的大小一般与正常的生理发育有关,特别与肾脏的发育情况有关。耳为肾窍,这里所讲的肾包括了人的泌尿、生殖、内分泌几大系统。因此,从人耳朵的大小色泽就可以看出体内肾气的强弱。若耳廓厚大,是形盛;耳廓薄小,乃形亏。由于遗传因素的作用,父母双方都是大耳朵,孩子一般均为大耳朵;父母双方均为小耳朵,那么孩子一般得到的是一对小耳朵。

第一节 耳穴诊断的特点

一、耳穴诊断的优点

1. 耳穴敏感度高,病理反应出现早

疾病的发生与发展需经历从量变到质变的过程。病变早期,当机体尚未察觉、医疗仪器也难检测时,耳穴往往已出现病理反应,对诊断有预测意义。因此有利于早发现、早检查、早诊断、早预防、早治疗,从而提高治愈率。

2. 直观方便

耳廓都暴露在外,易于诊断检测。

3. 相对安全

耳穴诊断是无创伤诊断,并且没有毒副作用。

4. 简单易学又经济

耳穴的名称和分布简明扼要,存在一定的规律,便于初学者掌握。目前,临床上常以直接视诊和简便仪器为主,投资少,操作简便,自我诊断,更快更经济。

二、耳穴诊断的缺点

除上述诊断的优点外,此方法也存在一些不足,即检测到的阳性指标缺乏特异性,存在假阳牲及假阴性。一般只能作为提示发现某种疾病的可能而不能确诊,因此只宜用作辅助诊断。

第二节 耳穴诊断的常用方法

现代医疗观察发现,患病及其轻重在对应耳穴上会出现某些不同的反应。耳穴诊断就是通过对耳朵表面区域及穴位进行望、触、测及综合分析进行辅助诊断的一种方法。

一、耳穴视诊法

(一) 望耳廓概述

中医认为,望耳廓包括以下几个方面。

(1) 耳朵厚而大的人,肾气充足;耳朵薄而小的人,肾气亏虚;耳瘦削者是正气虚,多属肾精或肾阴不足;耳轮萎缩是肾气竭绝。

(2) 耳轮和耳垂的外形明显萎缩、干瘪、枯墨、卷曲,可见于各种晚期恶性肿瘤、白血病、肝昏迷、肾功能衰竭、心力衰竭、弥漫性血管内凝血、脑溢血等危重患者的弥留之际。

(3) 耳肿起色红者,多属少阳火上攻。

(4) 耳前、耳后皆见肿胀者,为阳明中风症。

(5) 耳廓络脉显现充盈,多为气滞血瘀所致,常见于各种痛症、咯血或静动脉粥样斑块。

(6) 耳垂发生弯曲改变者,多为心脏病或肝脏疾病。

(7) 两侧耳轮呈部分性肥厚者,为冠心病之先兆。耳廓肥厚者,易患风湿多痰或心脏病。

(8) 耳薄而脏、毫无生气者,显示其体质虚弱、疲乏无力。

(9) 耳垂瘦薄,甚至血管网都看得非常清楚者,常见于突眼性甲状腺肿和呼吸系统疾病。

(10) 耳轮甲错(耳廓上出现瘀斑或瘀点)为久病血瘀,常见于肠痈(即一种毒脓)。

(11) 耳内长出小肉,形如樱桃或羊奶头,称为"耳痔"。因肝经怒火,肾经相火,胃经积火,郁结而成。

(二) 望耳廓表面形态

现代医疗观察发现,耳廓表面形态的变化有重大诊断意义。望耳廓表面形态即观察耳廓形态变化,一般表现为耳朵的形态、色泽、络纹的变化,以及异常凸起物和点压出现的变化。当耳廓及其耳穴出现异常表现时,就需注意身体悄悄发生变化的可能。

1. 变色

变色是指耳穴部位的颜色不同于其周围的皮肤色泽。常见变色有红色反应、白色反应、灰色反应和褐色反应。

(1) 红色反应:有鲜红(充血)、淡红、暗红之分(见图4-1)。鲜红色反应常见于痛症,急性病症或慢性病急性发作,以及月经期等;淡红色反应常见于疾病初期及慢性疾病等;暗红色反应常见于疾病恢复期及月经后期等。

(2) 白色反应:有白色、中央小白点边缘红晕或片状变色中有点状红晕(见图4-2)。白色反应多见慢性疾病,白点边缘红晕或片状变色中有点状红晕,多见于慢性疾病急性发作或疾病愈后又复发的症状。

(3) 灰色反应:多见于陈旧性疾病、肿瘤、癌症、内脏器官中毒等(见图4-3)。

(4) 褐色反应:常见于疾病的恢复期、既往病史、癌症或体内异物、痔疮等(见图4-4)。

2. 变形

变形反应是指耳穴局部呈点状或沟状凹陷,或结节、片状、条形状等隆起。常见于慢性病,炎症,骨质增生,外伤,心血管病,退形性变化,脊椎病,肿瘤等。

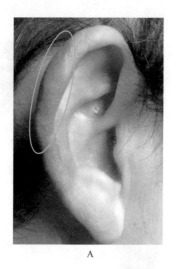
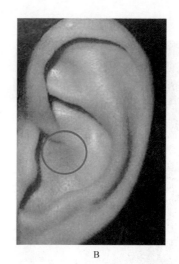

A   B

图 4 - 1　耳穴部位呈红色反应

A. 暗红色,疾病恢复期　　B. 鲜红色,疾病急性期

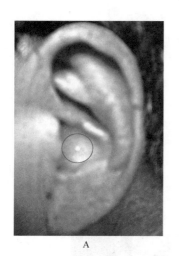
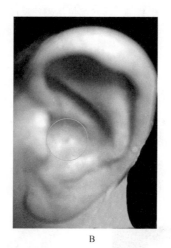
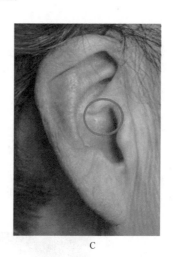

A   B   C

图 4 - 2　耳穴部位呈白色反应

A. 血点边缘红晕　　　B. 片状白色,中间有红点　　　C. 片状白色

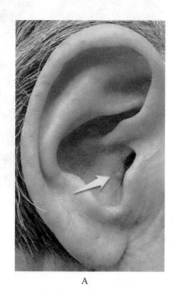
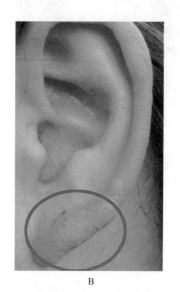

A   B

图 4 - 3　耳穴部位呈灰色反应

A. 陈旧性疾病呈灰色症状　　B. 癌症呈灰色症状

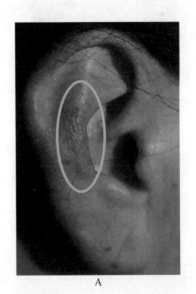 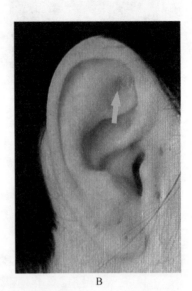

图 4 - 4 耳穴部位呈褐色反应

A. 既往病史呈褐色症状　B. 疾病的恢复期呈褐色症状

（1）结节状：有点状突出于皮肤（见图 4 - 5）。

（2）链球状：几个结节状连接在一起，突出于皮肤（见图 4 - 6）。

（3）条索状：条索状突出于皮肤（见图 4 - 7）。

（4）片状：呈片状突出于皮肤（见图 4 - 8）。

（5）凹陷：呈点状或沟形凹陷（见图 4 - 9）。

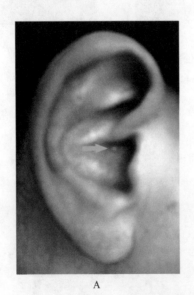 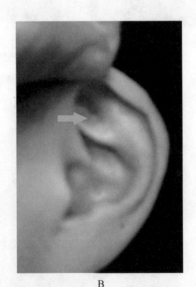

图 4 - 5 耳穴部位呈现结节状

A、B. 慢性病呈结节状凸起

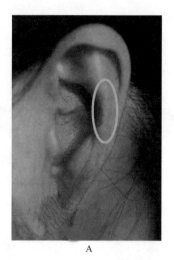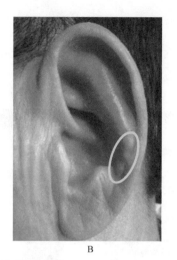

A　　　　　　　　　　　　　B

图 4-6　耳穴部位呈链球状

A. 退形性变化呈链球状凸起　B. 脊椎病呈链球状凸起

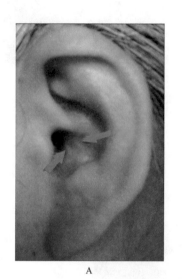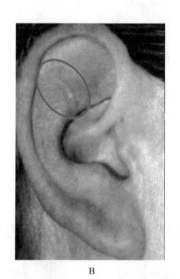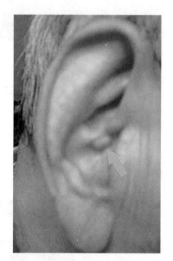

A　　　　　　　　　　　　　B

图 4-7　耳穴部位呈条索状

A. 慢性病呈条索状凸起　B. 外伤呈条索状凸起

图 4-8　耳穴部位呈片状凸起

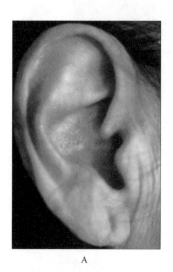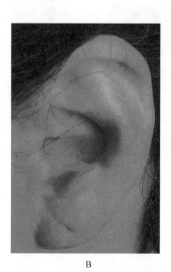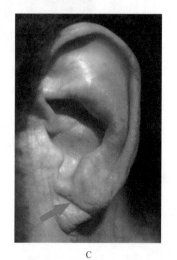

A　　　　　　　　　　B　　　　　　　　　　C

图 4-9　耳穴部位呈现凹陷

A、B. 点状凹陷,心血管病　C. 沟形凹陷,心血管病

（三）丘疹

丘疹反应是指耳穴局部呈白色或红色的点状丘疹。常见于妇科病，大、小肠病，胃病，炎症，心肺疾病，过敏性疾病，皮肤病等（见图 4 - 10）。

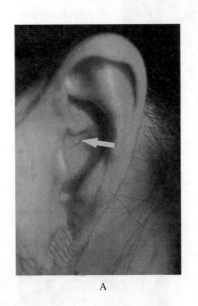 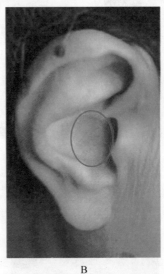

A   B   C

图 4 - 10 耳穴部位呈丘疹反应

A. 白色点状丘疹   B、C. 均为丘疹

（四）血管变化

血管变化表现为血管充盈、扩张。常见于心血管疾病，脑血管疾病，急性炎症，急性出血心疾病等（见图 4 - 11）。

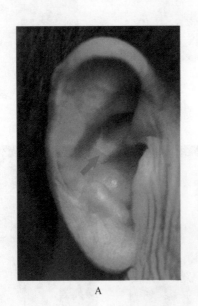 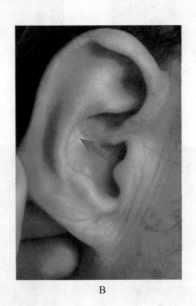

A   B

图 4 - 11 耳穴部位呈血管变化

A. 血管扩张   B. 血管充盈

（五）脱屑

脱屑反应指皮肤表面可见糠皮样或鳞片状，不易擦去。常见于炎症，皮肤病，吸收功能低下，内分泌紊乱，妇科病，疳积，便秘等疾病（见图 4 - 12）。

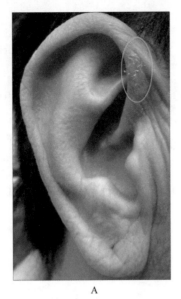 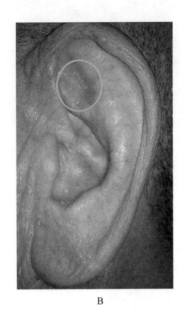

图 4 - 12 脱 屑 反 应

A. 便秘呈现脱屑反应症状　　B. 炎症呈现脱屑反应症状

二、耳穴触诊法

耳穴触诊是一种用压棒探触穴位,寻找压痛敏感点及形态变化来进行诊断疾病的方法。

1. 压痛法

压痛法是用压棒探触穴位,寻找压痛敏感点。

(1) 压痛敏感程度分三级:

第一级(+)——呼痛,但能忍受。

第二级(++)——呼痛,同时出现皱眉、眨眼等痛觉反应。

第三级(+++)——不能忍受的剧痛,同时出现躲闪、出汗等较强的痛觉反应。

(2) 一般规律:人体患病时,耳廓上的压痛敏感点往往可以在数处同时出现,但(+++)压痛点通常出现在与病变位置对应的耳穴区内。耳穴的压痛敏感现象在病症发作时明显,与患病脏器同侧的相应耳穴反应尤甚。病程短者,压痛反应明显;病程长者,压痛敏感度明显减低。

2. 触划法

触划法是用耳穴棒在耳廓穴区进行划动,以探测有无压痕、条索、凹陷、隆起等形态变化。

3. 触摸法

触摸法是用手指的指腹触摸耳廓穴区,以触及有无增生、水肿等变化。

三、耳穴电测法

电测法是指通过测定耳穴的皮肤电阻,以电阻降低的部位作为体内疾病诊断参考点。

1. 耳穴的电特性

耳廓皮肤电阻范围约 $100 \sim 5\,000$ kΩ。当人体患病时,与病变部位相关的耳穴上电阻值明显降低,范围约 $20 \sim 500$ kΩ。通过耳穴探测仪把异常低电阻信息转化为声、光、数字等方式指示出来,借此来诊断疾病。

2. 分级

弱阳性:声响弱、音调低、不伴刺痛,以(一)表示。

阳性:声响强、音调低、伴有刺痛,以(+)表示。

强阳性:声响强、有音调改变、伴有强烈刺痛,以(++)表示。

3. 一般规律

一种疾病在耳廓上出现的良导点一般有数个,但与疾病部位相应的主要耳穴区电阻值最低,并伴有强烈刺痛。

阳性良导点与强阳性良导点对诊断疾病具有参考意义,强阳性良导点在耳穴诊断中属特定参考穴。

综上所述,视诊法、触诊法及电测法三种方法中均存在优缺点。进行耳穴辅助诊断时一般需综合运用,即"一看、二测、三压",同时再配合"四佐证"。

一看即视诊,看耳穴的阳性反应。

二测即测电良导点。

三压即触诊,看压痛敏感程度。

四佐证即查足部病理反应点,由于肌体发生病变后,足部对应反射区也会出现疼痛敏感等病理反应,从而进行佐证治疗(见图4-13)。

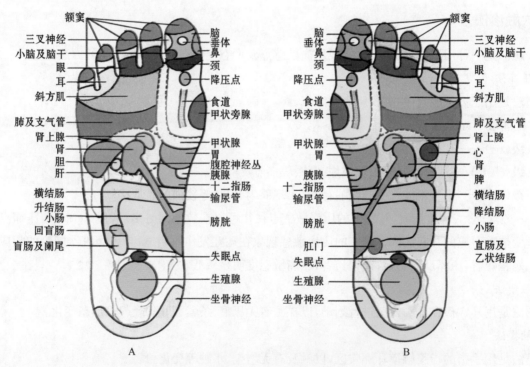

图 4-13 足底反射区

A. 右足底反射区　　B. 左足底反射区

第三节　耳穴望诊诊断彩图

耳穴望诊诊断,即按照消化、呼吸、心血管循环、神经、泌尿、伤痛、生殖、皮肤、五官、肿瘤等疾病的彩图病理阳性反应特征进行鉴别诊断。

一、内科

(一) 消化系统疾病

1. 食道炎

(1) 视诊:食道区呈片状红晕,片状隆起或可见白色结节、丘疹等(见图4-14)。

(2) 触诊:食道区压痛(+)。

(3) 电测:食道区呈现阳性反应。

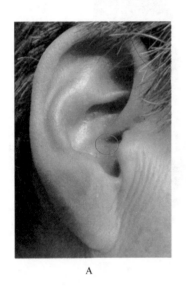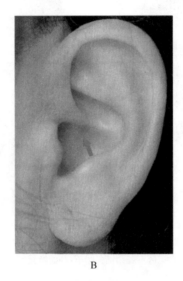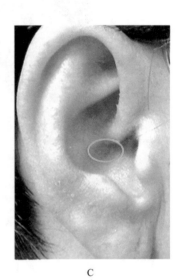

A   B   C

图4-14　食道炎的耳穴视诊图

A. 食道区有结节　B. 食道区呈片状红晕　C. 食道区有丘疹

2. 食道肿瘤

(1) 视诊:食道区可见质硬肿块(见图4-15)。

(2) 触诊:触之有压痕。

(3) 电测:食道区呈现阳性反应。

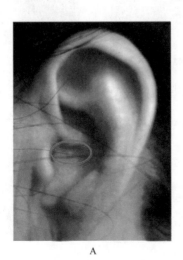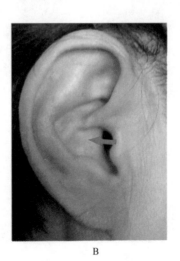

A   B

图4-15　食道肿瘤的耳穴视诊图

A、B. 食道区可见质硬肿块

3. 食道癌

(1) 视诊:食道区不规则褐色结节,肿瘤特异区有褐灰色反应(见图4-16)。

(2) 触诊:肿瘤特异区触及甚痛(+++)。

(3) 电测:食道区呈现阳性反应。

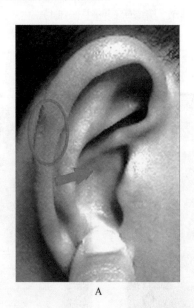 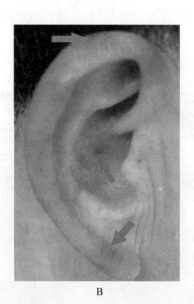

A   B

图4-16 食道癌的耳穴视诊图

A、B. 可见食道区不规则褐色结节,肿瘤特异区有褐灰色反应

4. 贲门炎

(1) 视诊:贲门红润不平坦、隆起或凹陷(见图4-17)。

(2) 触诊:贲门区压痛(+)。

(3) 电测:贲门区呈现阳性反应。

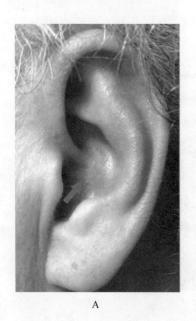 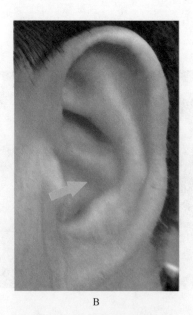 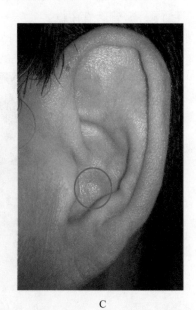

A   B   C

图4-17 贲门炎的耳穴视诊图

A. 贲门红润不平坦 B. 贲门隆起 C. 贲门凹陷

5. 贲门肿瘤

(1) 视诊:贲门结节状隆起(见图4-18)。

(2) 触诊:贲门区压痛(+)。

(3) 电测:贲门区呈现阳性反应。

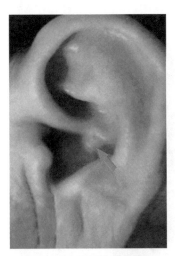

图4-18　贲门结节状隆起

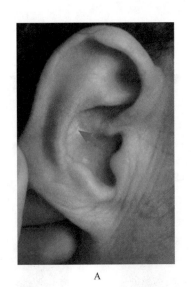

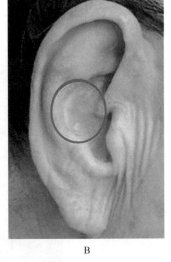

A   B

图4-19　急性胃炎的耳穴视诊图

A. 胃区毛细血管扩张　B. 胃区呈片状红晕

6. 急性胃炎

(1) 视诊:胃区呈点或片状红晕,或毛细血管扩张(见图4-19)。

(2) 触诊:胃区质硬压痛(+)。

(3) 电测:胃区呈现阳性反应。

7. 慢性胃炎

(1) 视诊:胃区呈片状隆起(见图4-20)。

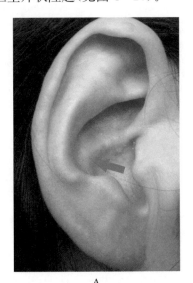

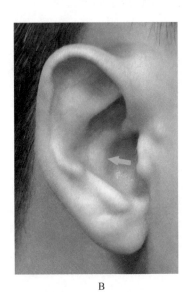

A   B

图4-20　慢性胃炎的耳穴视诊图

A、B. 胃区呈片状隆起

（2）触诊：胃区压痛（＋）。

（3）电测：胃区呈现阳性反应。

8. 浅表性胃炎

（1）视诊：胃区呈片状白色隆起（见图 4-21）。

（2）触诊：胃区压痛（＋）。

（3）电测：胃区呈现阳性反应。

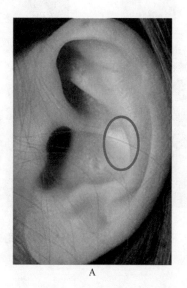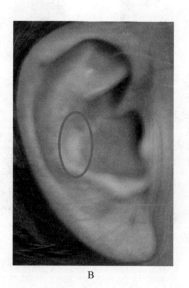

A   B

图 4-21　浅表性胃炎的耳穴视诊图

A、B. 胃区呈片状白色隆起

9. 慢性胃炎急性发作

（1）视诊：胃区片状隆起，伴有红晕（见图 4-22）。

（2）触诊：胃区压痛明显（＋＋）。

（3）电测：胃区呈现阳性或强阳性反应。

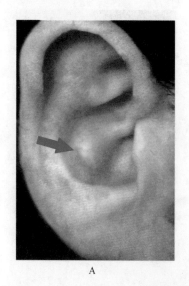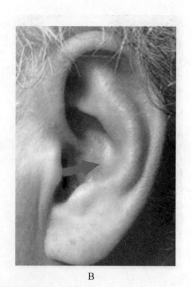

A   B

图 4-22　慢性胃炎急性发作的耳穴视诊图

A、B. 胃区片状隆起并伴有红晕

10. 肥厚性胃炎

(1) 视诊:胃区大片增厚(见图4-23)。

(2) 触诊:胃区压痛(十)。

(3) 电测:胃区呈现阳性反应。

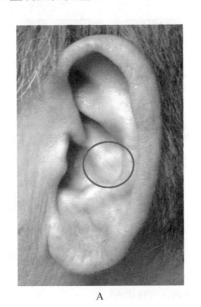 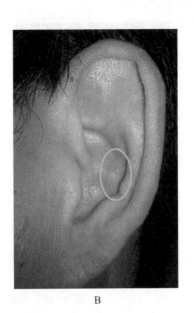

A 　　　　　　　　　　　　　　 B

图4-23　肥厚性胃炎的耳穴视诊图

A、B. 胃区大片增厚

11. 胃溃疡

【活动期】

(1) 视诊:胃区呈点或片状红晕,有时可见米粒大小的凹陷(见图4-24)。

(2) 触诊:胃区痛甚(十十),伴有凹陷。

(3) 电测:胃区呈现阳性反应。

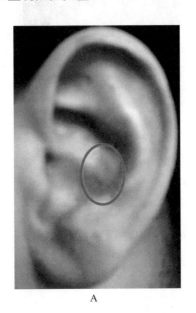 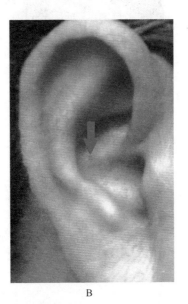

A 　　　　　　　　　　　　　　 B

图4-24　胃溃疡活动期的耳穴视诊图

A、B. 胃区呈点状红晕,可见米粒大小的凹陷

【愈合期】

(1) 视诊:胃区有褐色点凹陷,边缘清晰(见图4-25)。

(2) 触诊:胃区痛(+)。

(3) 电测:胃区呈现阳性反应。

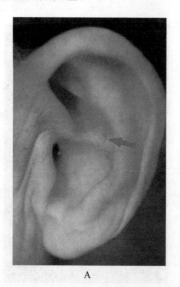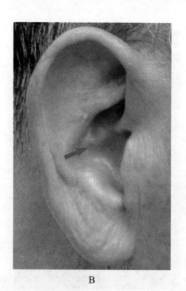

A B

图4-25 胃溃疡愈合期的耳穴视诊图

A、B. 胃区有褐色点凹陷且边缘清晰

12. 萎缩性胃炎

(1) 视诊:胃区可见低凹,似瘢痕样改变(见图4-26)。

(2) 触诊:胃区痛(+)。

(3) 电测:胃区呈现阳性反应。

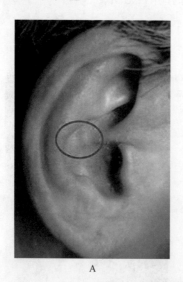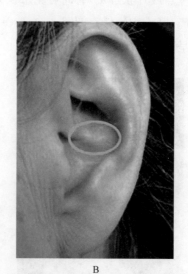

A B

图4-26 萎缩性胃炎的耳穴视诊图

A、B. 胃区可见低凹,似瘢痕样改变

13. 胃部肿瘤

【良性】

(1) 视诊:胃区有白色肿块或圆形小结节(见图4-27)。

（2）触诊：胃区皮下结节或质地较硬,伴有压痛（＋）。

（3）电测：胃区呈明显阳性反应。

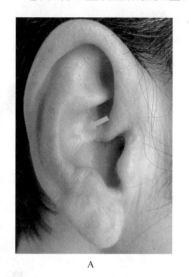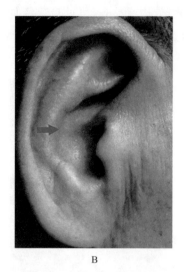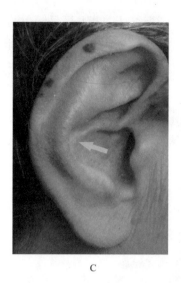

A   B   C

图4－27 胃部良性肿瘤的耳穴视诊图

A、B. 胃区有圆形小结节   C. 胃区有白色肿块或圆形小结节

【恶性】

（1）视诊：胃区不规则结节,周围呈褐色,或胃去皮肤粗燥变厚;肿瘤特异区色素沉着、污浊（见图4－28）。

（2）触诊：胃区皮下结节不移动,胃区和肿瘤特异区强烈压痛（＋＋＋）。

（3）电测：胃区和肿瘤特异区呈强阳性反应。

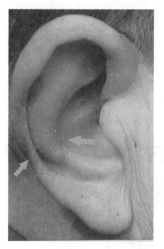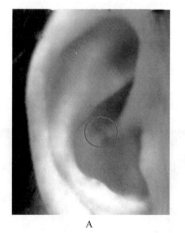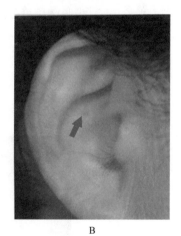

A   B

图4－28 胃区不规则结节,周围
呈褐色,肿瘤特异区色
素沉着、污浊

图4－29 十二指肠溃疡活动期的耳穴视疹图

A. 十二指肠区可见毛细血管充盈   B. 十二指肠区可见红色点状凹陷

14. 十二指肠溃疡

【活动期】

（1）视诊：十二指肠区可见米粒大小的凹陷,红润可达耳轮脚上缘,可见毛细血管充盈,多趋向胰胆区（见图4－29）。

（2）触诊：痛甚（＋＋＋）,拒按。

（3）电测：十二指肠区呈明显阳性反应。

【静止期】

（1）视诊：十二指肠区呈暗色的凹陷点，边缘整齐，可见暗紫色血管充盈（见图4-30）。

（2）触诊：无压痛，可触及条索状物。

（3）电测：十二指肠区呈阳性反应。

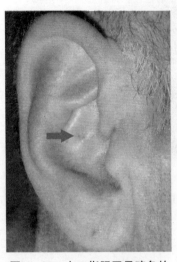

图4-30 十二指肠区呈暗色的
凹陷点，边缘整齐，可
见暗紫色血管充盈

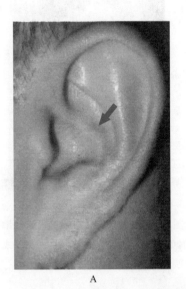

A

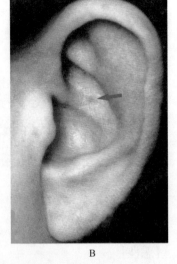

B

图4-31 十二指肠溃疡恢复期的耳穴视诊图

A、B. 可见十二指肠区呈暗色的凹陷点，边缘整齐

【恢复期】

（1）视诊：十二指肠区呈可见暗色的凹陷点，边缘整齐（见图4-31）。

（2）触诊：无压痛，可触及条索状物。

（3）电测：十二指肠区无明显阳性反应。

15. 十二指肠溃疡

【病史】 耳轮脚上缘边缘不整齐，似瘢痕样改变；或十二指肠区呈球部变形隆起（见图4-32）。

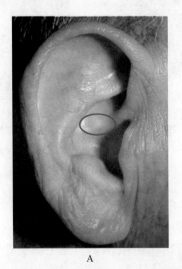

A

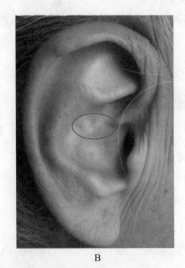

B

图4-32 十二指肠溃疡【病史】的耳穴视诊图

A. 十二指肠区呈球部变形隆起 B. 耳轮脚上缘边缘不整齐，似瘢痕样改变

16. 肠炎

(1) 视诊:大肠区呈片状充血,或有丘疹(见图 4 - 33)。

(2) 触诊:大肠区压痛(＋)。

(3) 电测:大肠区呈现阳性反应。若过敏区、内分泌区亦呈现阳性反应者,为过敏性结肠炎。

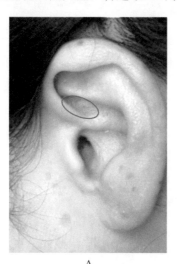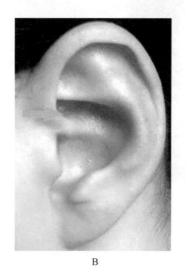

A　　　　　　　　　　　　　　B

图 4 - 33　肠炎的耳穴视诊图

A. 大肠区有丘疹　B. 大肠区呈片状充血有丘疹

17. 肠功能紊乱

(1) 视诊:小肠区呈片状白色隆起,可见艇中穴隆起水肿,大肠区平坦或凹陷,色红或暗紫,肠区有丘疹(见图 4 - 34)。

(2) 触诊:肠区压痛(＋)。

(3) 电测:大小肠区呈现阳性反应。

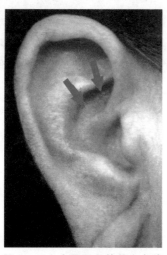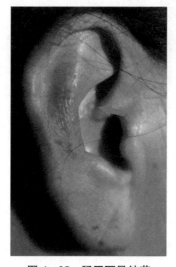

图 4 - 34　小肠区呈片状白色隆　　　图 4 - 35　肠区可见结节
　　　　　起,可见艇中穴隆起水
　　　　　肿,肠区色红有丘疹

18. 肠肿瘤

(1) 视诊:肠区可见结节(见图 4 - 35)。

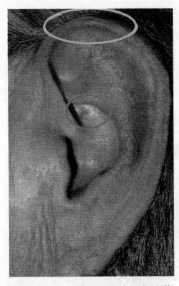

图 4－36 大肠区可见暗褐色结节，
肿瘤特异区色素沉着、
污浊

（2）触诊：肠区压痛（＋）。

（3）电测：大肠区呈现阳性反应。

19. 肠癌

（1）视诊：肠区可见暗褐色结节，肿瘤特异区色素沉着、污浊（见图 4－36）。

（2）触诊：大肠区和肿瘤特异区强烈压痛（＋＋＋）。

（3）电测：大肠区和肿瘤特异区呈强阳性反应。

20. 便秘

（1）视诊：肠区呈片状或条索状隆起，便秘区片状隆起，肛门区有糠皮样脱屑（见图 4－37）。

（2）触诊：肠区可触及条索。

（3）电测：大肠区呈可疑性阳性反应。

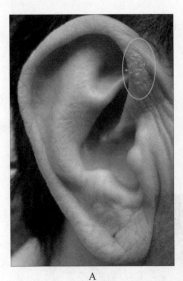

A

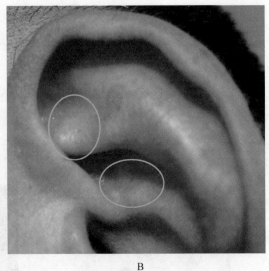

B

图 4－37 便秘的耳穴视诊图

A. 肛门区有糠皮样脱屑　B. 肠区呈片状隆起，便秘区片状隆起

21. 腹胀

（1）视诊：腹胀区呈片状隆起（见图 4－38）。

（2）触诊：腹胀区压痛（＋）。

（3）电测：腹胀区呈现阳性反应。

22. 腹膜炎

（1）视诊：腹胀区呈片状红晕，或伴有丘疹（见图 4－39）。

（2）触诊：腹胀区压痛（＋）。

（3）电测：腹胀区呈现阳性反应。

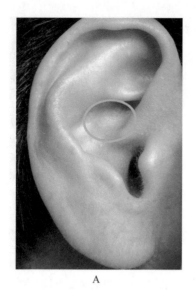
A

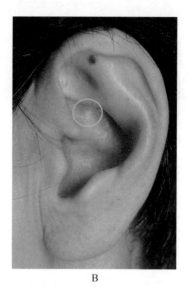
B

图 4 - 38　腹胀的耳穴视诊图

A、B. 腹胀区呈片状隆起

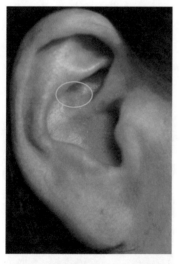

**图 4 - 39　腹胀区呈片状红晕，
伴有丘疹**

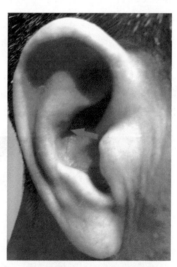

图 4 - 40　肝区肿胀色暗

23. 慢性肝炎

(1) 视诊:肝区肿胀或色暗(见图 4 - 40)。

(2) 触诊:触痛(＋＋),有压痕。

(3) 电测:肝炎点,肝区均呈阳性反应。若肝炎点为阳性反应,肝区无反应,多提示既往有肝功能不正常。

24. 肝肿大

(1) 视诊:肝区呈片状隆起(见图 4 - 41)。

(2) 触诊:可触及条索状,压痕不明显。

(3) 电测:肝区呈弱阳性反应。

25. 脂肪肝

(1) 视诊:肝区隆起色泽正常,耳垂变形(见图 4 - 42)。

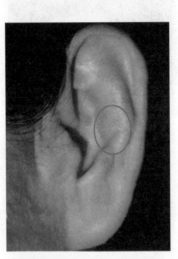

图 4 - 41　肝区呈片状隆起

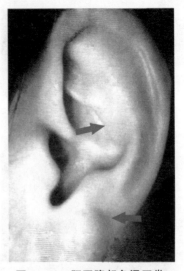

图 4 - 42　肝区隆起色泽正常，
耳垂变形

(2)触诊:触之质软。

(3)电测:肝区呈弱阳性反应。

26. 肝硬化

(1)视诊:肝区隆起可见硬结(见图 4 - 43)。

(2)触诊:有触痛(＋＋)。

(3)电测:肝炎点呈阳性反应。

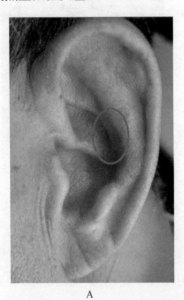

A

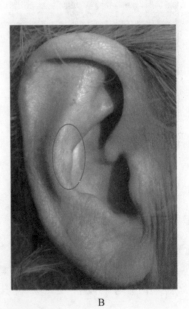

B

图 4 - 43　肝硬化的耳穴视诊图

A、B. 肝区隆起可见硬结

27. 肝癌

(1)视诊:肝区片状隆起色暗,肿瘤特异区色素沉着、污浊(见图 4 - 44)。

(2)触诊:肝区和肿瘤特异区强烈压痛(＋＋＋)。

(3)电测:肝区和肿瘤特异区呈强阳性反应。

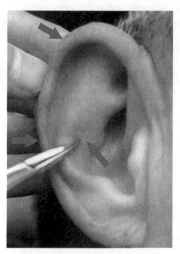

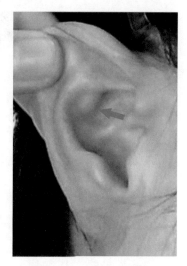

图 4‑44　肝区片状隆起色暗,肿瘤　　　图 4‑45　胆区片状隆起
特异区色素沉着、污浊

28. 慢性胆囊炎

(1) 视诊:胆区片状隆起(见图 4‑45)。

(2) 触诊:可触及条索状,压痕不明显。

(3) 电测:胆区呈弱阳性反应。

29. 胆结石

(1) 视诊:胆区呈白色片状隆起,或耳垂有结节。耳背胆皮肤色泽红润,可见小丘疹(见图 4‑46)。

(2) 触诊:可触及条索状。

(3) 电测:胆区呈阳性反应。

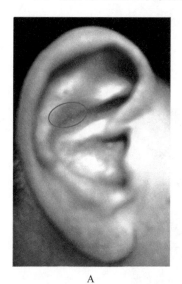

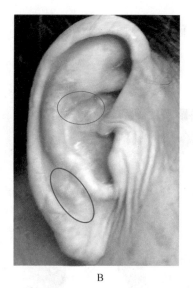

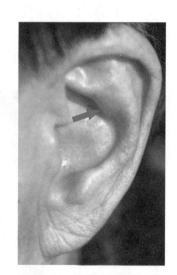

A　　　　　　　　　　　　　　　　B

图 4‑46　胆结石的耳穴视诊图　　　　　图 4‑47　胰腺区呈片状突起

A. 胆区呈片状隆起　B. 胆区呈片状隆起,并耳垂可见结节

30. 胰腺炎

(1) 视诊:胰腺区呈片状突起(见图 4‑47),以左耳为主。

(2) 触诊:触痛(＋)。

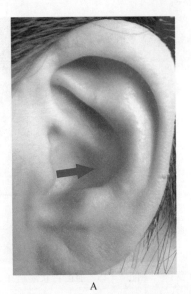
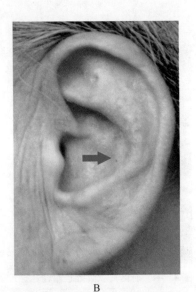

A   B

图 4 - 48　脾肿大的耳穴视诊图

A、B. 脾区呈片状隆起

（3）电测：胰腺区呈阳性反应。

31. 脾肿大

（1）视诊：脾区呈片状隆起（见图 4 - 48），以左耳脾区为主。

（2）触诊：可触及条索状压痕。

（3）电测：脾区呈阳性反应。

（二）呼吸系统疾病

1. 气管炎

（1）视诊：气管区有结节、隆起或有丘疹（见图 4 - 49）。

（2）触诊：气管区有压痛（＋）。

（3）电测：气管区呈现阳性反应。

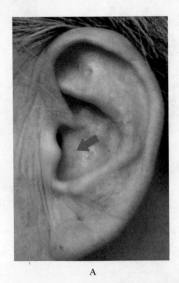
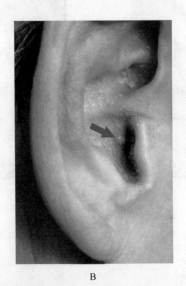

A   B

图 4 - 49　气管炎的耳穴视诊图

A. 气管区有片状隆起　B. 气管区有结节

2. 支气管炎

(1) 视诊:气管、支气管区呈片状隆起或丘疹(见图4-50)。

(2) 触诊:气管、支气管区有压痛(十)。

(3) 电测:气管、支气管区呈现阳性反应。

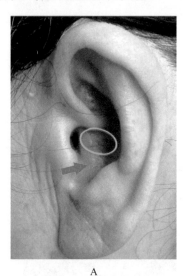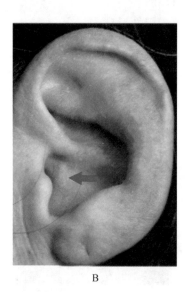

A   B

图4-50 支气管炎的耳穴视诊图

A. 气管、支气管区有丘疹 B. 气管、支气管区呈片状隆起

3. 支气管哮喘

(1) 视诊:支气管区、肺区呈红色肿胀或丘疹,大肠穴充血(见图4-51)。

(2) 触诊:平喘、支气管、胸穴区有压痕反应。

(3) 电测:肺、支气管、内分泌、哮喘点均呈阳性反应。

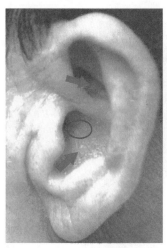

图4-51 支气管区、肺区呈红色
肿胀或丘疹

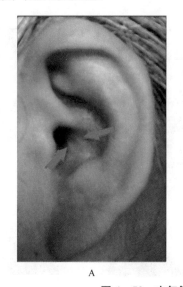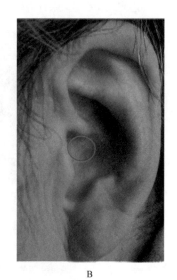

A   B

图4-52 支气管扩张的耳穴视诊图

A、B. 支气管区呈条索状

4. 支气管扩张

(1) 视诊:肺、支气管区呈条索状(见图4-52)。

(2) 触诊:肺、支气管区触及有压痛。

（3）电测：支气管区呈现阳性反应。

5．肺炎

（1）视诊：肺区呈红色肿胀，结节或丘疹（见图4-53）。

（2）触诊：肺区有压痛（＋）。

（3）电测：肺区呈现阳性反应。

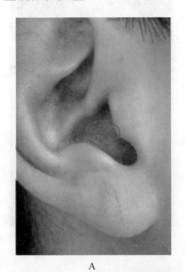 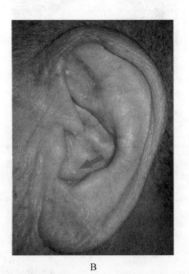

A   B

图4-53　肺炎的耳穴视诊图

A. 肺区有丘疹　B. 肺区有结节

6．肺结核

（1）视诊：结核点可见结节（见图4-54）。

（2）触诊：触痛（＋）。

（3）电测：肺区呈现阳性反应。

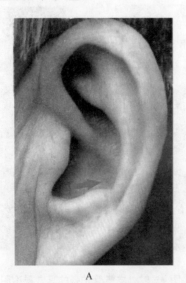 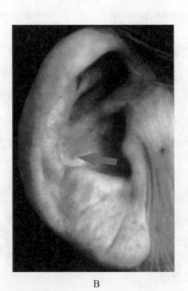

A   B

图4-54　肺结核的耳穴视诊图

A. 结核点可见点状充血　B. 结核点可见结节

7．矽肺

（1）视诊：肺区有数个针尖大小的丘疹，暗褐色，有光泽（见图4-55）。

（2）触诊：肺区触痛（＋）。

（3）电测：肺区呈现阳性反应。

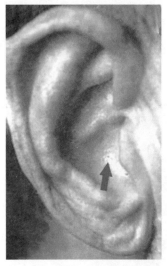

图4－55　肺区有数个针尖大小的丘疹,暗褐色,有光泽

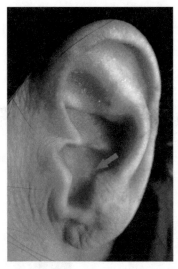

图4－56　肺区可见肿块

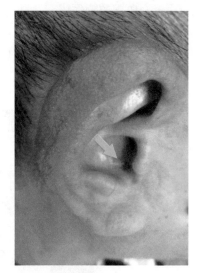

图4－57　支气管区可见暗灰色

8. 肺肿瘤

（1）视诊：肺区可见肿块（见图4－56）。

（2）触诊：肺区触痛（＋）。

（3）电测：肺区呈现阳性反应。

9. 呼吸系统中毒

（1）视诊：肺、支气管区可见暗灰色（见图4－57）。

（2）触诊：肺、支气管区触痛（＋）。

（3）电测：肺、支气管区呈现阳性反应。

10. 肺癌

（1）视诊：肺区可见暗灰色结节,肿瘤特异区色素沉着、污浊（见图4－58）。

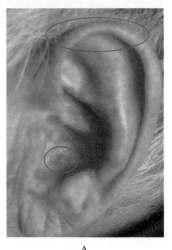

A

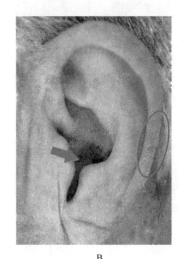

B

图4－58　肺癌的耳穴视诊图

A、B. 肺区可见暗灰色结节,肿瘤特异区色素沉着、污浊

(2) 触诊:肺区、肿瘤特异区触痛(＋＋＋)。

(3) 电测:肺区呈现阳性反应。

(三) 心血管系统疾病

1. 低血压

(1) 视诊:升压点有呈现圆形或三角形凹陷,或可见低血压沟(见图4-59)。

(2) 电测:升压点有阳性反应,而角窝上没有反应,多提示为低血压。

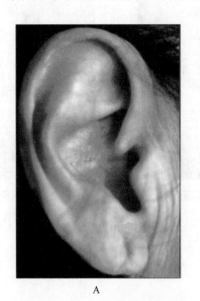 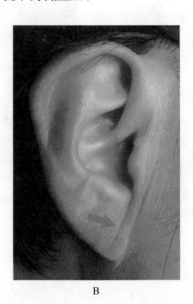

A   B

图4-59　低血压的耳穴视诊图

A. 升压点有呈现圆形凹陷　B. 耳垂可见低血压沟

2. 冠心病

(1) 视诊:心区水肿、色暗,触及有压痕,或可见心律不齐沟(见图4-60)。

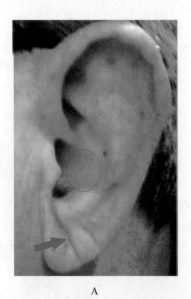 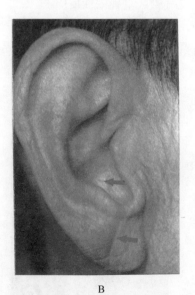

A   B

图4-60　冠心病的耳穴视诊图

A、B. 心区水肿,触及有压痕,可见心律不齐沟

(2)触诊:凹陷性水肿,水纹波动感,可有刺痛感。

(3)电测:心区、皮质下呈阳性反应。

3．心律不齐

(1)视诊:心区增大,内有数目不等的小丘疹(见图4-61)。

(2)触诊:触及心区有压痕,或可见水波纹。

(3)电测:心、小肠、皮质下均呈阳性反应。

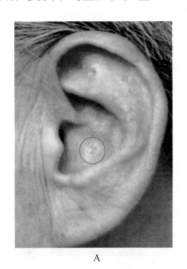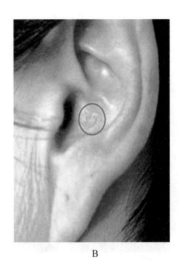

A　　　　　　　　　　　B

图4-61　心律不齐的耳穴视诊图

A、B. 心区增大,内有数目不等的小丘疹

4．心动过缓

(1)视诊:心区正常生理凹陷消失,心区膨隆(见图4-62)。

(2)触诊:触及心区有压痛(＋)。

(3)电测:皮质下、心区呈现阳性反应。

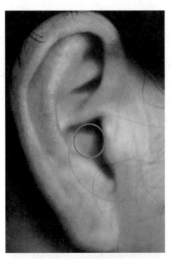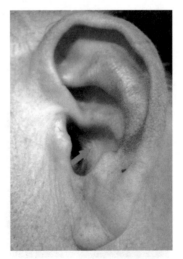

图4-62　心区正常生理凹陷
消失,心区膨隆　　　　　　**图4-63　心区条索状隆起**

5．心动过速

(1)视诊:心区条索状隆起,或水肿(见图4-63)。

(2) 触诊:触及条索,有压痛(+)。

(3) 电测:皮质下、小区呈现阳性反应。

6. 心肌炎

(1) 视诊:心区水肿,凹凸不平(见图4-64)。

(2) 触诊:触及心区有压痛(+)。

(3) 电测:皮质下、小区呈现阳性反应。

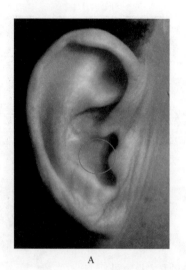 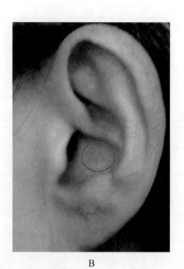

A   B

图4-64 心肌炎的耳穴视诊图

A、B. 心区水肿,凹凸不平

7. 心脏扩大

(1) 视诊:心区增大,片状隆起(见图4-65)。

(2) 触诊:心区凹凸不平。

(3) 电测:心区呈现阳性反应。

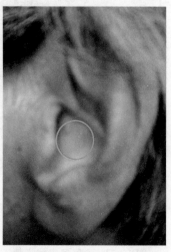 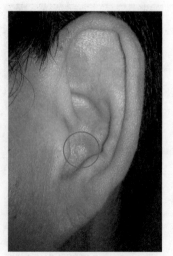

图4-65 心区增大,片状隆起   **图4-66 心区有不规整环状改变,内有丘疹**

8. 风湿性心脏病

(1) 视诊:心区有不规整环状改变,内有丘疹(见图4-66)。

（2）触诊：心区凹凸不平,刺痛（＋＋＋）。

（3）电测：心区呈现强阳性反应。

9. 脑动脉硬化

（1）视诊：围绕枕、顶至心律不齐沟呈弧形线状凹陷（见图4-67）。

（2）触诊：脑区甚痛（＋）。

（3）电测：脑区呈阳性反应。

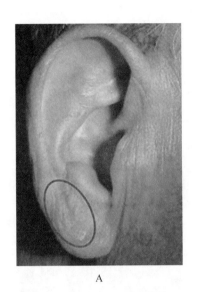
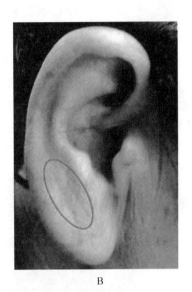

A   B

图4-67　脑动脉硬化的耳穴视诊图

A、B. 围绕枕、顶至心律不齐沟呈弧形线状凹陷

10. 脑血栓

（1）视诊：皮质下颜色变暗,可见心律不齐沟（见图4-68）。

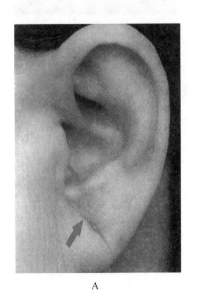
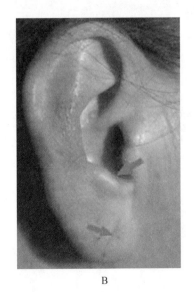

A   B

图4-68　脑血栓的耳穴视诊图

A、B. 皮质下颜色变暗,可见心律不齐沟

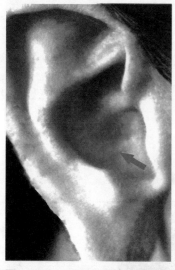

图 4-69　心区毛细血管扩张，中断

（2）触诊：脑区甚痛（＋）。

（3）电测：脑区呈阳性反应。

11. 心梗

（1）视诊：心区毛细血管扩张，中断（见图 4-69）。

（2）触诊：触及心脏点甚痛（＋＋＋）。

（3）电测：心区呈现阳性反应。

（四）神经系统疾病

1. 头痛

【前头痛】

（1）视诊：额区呈圆形或片状不规则隆起（见图 4-70）。

（2）触诊：触痛（＋）。

（3）电测：额区呈阳性反应。

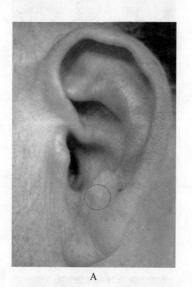
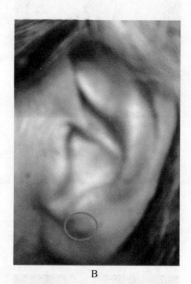

A　　　　　　　　　　　　　　　B

图 4-70　前头痛的耳穴视诊图

A、B. 额区呈圆形或片状不规则隆起

【偏头痛】

（1）视诊：颞区患侧片状不规则隆起（见图 4-71）。

（2）触诊：颞区触痛（＋）。

（3）电测：颞区呈阳性反应。

【后头痛】

（1）视诊：枕区呈片状隆起（见图 4-72）。

（2）触诊：枕区触痛（＋）。

（3）电测：枕区呈阳性反应。

【头顶痛】

（1）视诊：顶区片状隆起（见图 4-73）。

（2）触诊：顶区触痛（＋）。

（3）电测：顶区呈阳性反应。

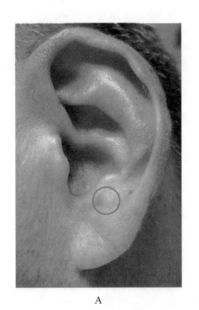 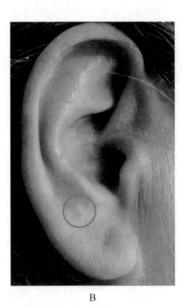

A   B

图 4-71 偏头痛的耳穴视诊图

A、B. 颞区患侧片状不规则隆起

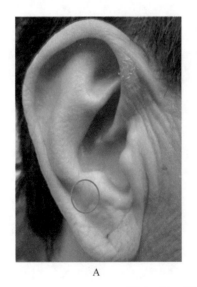 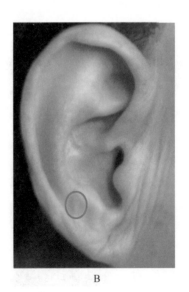

A   B

图 4-72 后头痛的耳穴视诊图

A、B. 枕区呈片状隆起

【全头痛】

（1）视诊：对耳屏外侧片状隆起（见图 4-74）。

（2）触诊：对耳屏外侧触痛（＋）。

（3）电测：对耳屏外侧呈阳性反应。

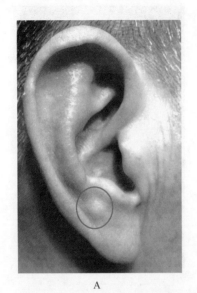
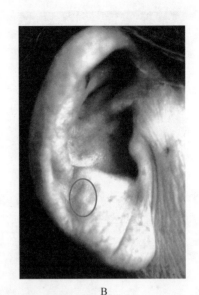

A   B

图 4‑73　头顶痛的耳穴视诊图

A、B. 顶区片状隆起

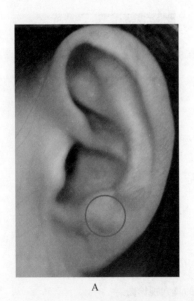
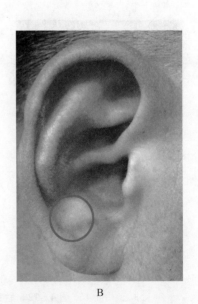

A   B

图 4‑74　全头痛的耳穴视诊图

A、B. 对耳屏外侧片状隆起

2. 头晕

（1）视诊：晕区呈片状深红色凹陷（见图 4‑75）。

（2）触诊：晕区触痛（＋）。

（3）电测：晕区呈阳性反应。

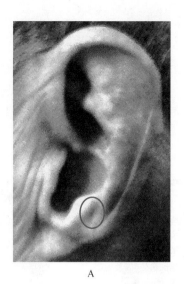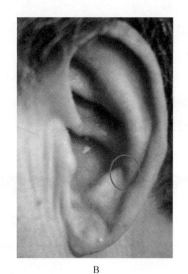

图 4-75　头晕的耳穴视诊图

A、B. 晕区呈片状深红色凹陷

3. 神经衰弱

（1）视诊：神经衰弱区条呈状不规则隆起，或垂前有压痕反应（见图 4-76）。

（2）触诊：神经衰弱区触痛（＋）。

（3）电测：神经衰弱区、垂前呈阳性反应。

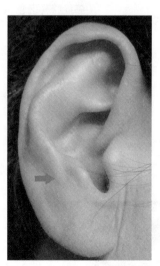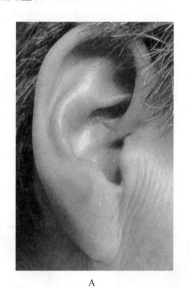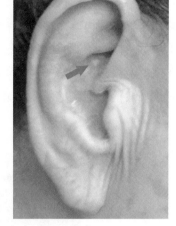

图 4-76　神经衰弱区条呈状
不规则隆起

图 4-77　肾炎的耳穴视诊图

A. 肾区呈丘疹样改变　B. 肾区呈白色片状肿胀

（五）泌尿系统

1. 肾炎

（1）视诊：肾区呈白色片状肿胀或丘疹样改变（见图 4-77）。

（2）触诊：肾区压痕、触痛（＋＋＋）。

（3）电测：肾区、内分泌、肾炎点呈阳性反应。

2. 膀胱炎

（1）视诊：膀胱区呈片状肿胀（见图 4-78）。

（2）触诊：膀胱区、输尿管压痛（＋）。

（3）电测：膀胱区、输尿管呈阳性反应。

3．前列腺肥大

（1）视诊：前列腺区增宽肿胀（见图4-79）。

（2）触诊：前列腺区、输尿管压痛（＋）。

（3）电测：前列腺区、输尿管呈阳性反应。

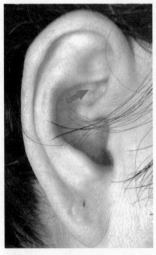

图4-78 膀胱区呈片状肿胀

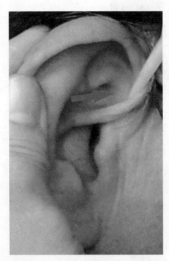

图4-79 前列腺区增宽肿胀

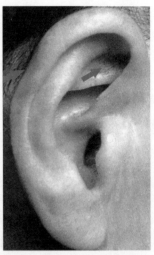

图4-80 内生殖器区呈灰黑色，
癌症特异区色暗、
污秽

4．前列腺癌

（1）视诊：内生殖器区呈灰黑色，癌症特异区色暗、污秽（见图4-80）。

（2）触诊：前列腺区，癌症特异区压痛（＋＋）。

（3）电测：前列腺区呈阳性反应。

5．尿频

（1）视诊：尿道穴肿胀（见图4-81）。

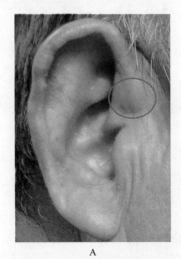

A

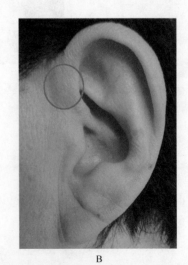

B

图4-81 尿频的耳穴视诊图

A、B. 尿道穴肿胀

（2）触诊：触及有压痕。

（3）电测：尿道、膀胱呈阳性反应。

6. 尿路感染

（1）视诊：尿道穴血管扩张、增生或脱屑（见图4-82）。

（2）触诊：尿道穴触痛（＋＋）。

（3）电测：尿道、膀胱呈阳性反应。

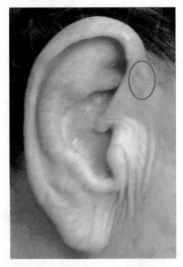

图4-82 尿道穴增生

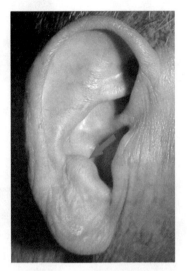

图4-83 睾丸穴肿胀

7. 睾丸炎

（1）视诊：睾丸穴肿胀（见图4-83）。

（2）触诊：睾丸穴压痛（＋）。

（3）电测：睾丸穴呈阳性反应。

（六）内分泌系统疾病

1. 糖尿病

（1）视诊：糖尿病点有点或片状肿胀或腹胀区暗红色凹陷（见图4-84）。

（2）触诊：糖尿病点压痛（＋）。

（3）电测：胰区呈阳性反应。

2. 胰腺癌

（1）视诊：胰胆穴有肿块，对耳轮变形塌陷；癌症特异区色暗，污秽（见图4-85）。

（2）触诊：胰胆穴癌症特异区甚痛（＋＋）。

（3）电测：胰胆穴呈阳性反应。

3. 甲状腺

（1）视诊：甲状腺穴有结节，或肿大（见图4-86）。

（2）触诊：甲状腺穴甚痛（＋＋）。

（3）电测：甲状腺穴呈阳性反应。

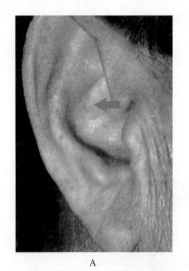

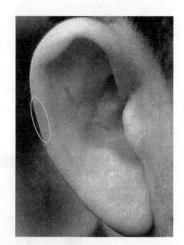

A
B

图 4－84　糖尿病的耳穴视诊图

A. 糖尿病点有肿胀压痕　B. 糖尿病点隆起腹胀区暗红色凹陷

图 4－85　胰胆穴有肿块且对耳轮变形塌陷，癌症特异区色暗、污秽

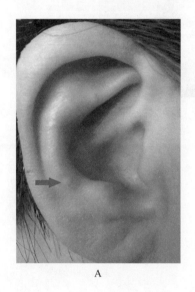

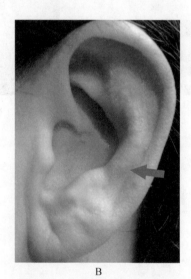

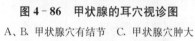

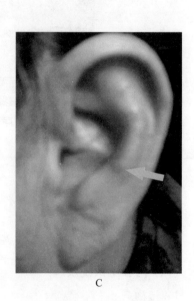

A
B
C

图 4－86　甲状腺的耳穴视诊图

A、B. 甲状腺穴有结节　C. 甲状腺穴肿大

4. 甲状腺癌

(1) 视诊：甲状腺穴有灰色肿块，癌症特异区色暗、污秽(见图 4－87)。

(2) 触诊：甲状腺穴癌症特异区甚痛(＋＋)。

(3) 电测：甲状腺穴呈阳性反应。

二、外科疾病

1. 退行性脊柱炎

(1) 视诊：脊柱呈珠状隆起(见图 4－88)。

(2) 触诊：触及相应部位触痛(＋)。

(3) 电测：相应部位呈阳性反应。

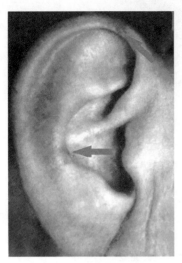

图 4-87　甲状腺穴有灰色
　　　　肿块,癌症特异区
　　　　色暗、污秽

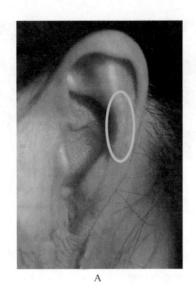
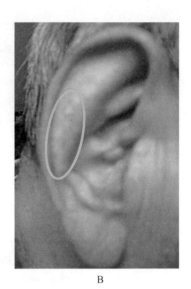

A　　　　　　　　　　　　B

图 4-88　退行性脊柱炎的耳穴视诊图

A、B. 脊柱呈珠状隆起

2. 颈椎病

（1）视诊:颈椎部位隆起病变,呈结节或串珠状（见图 4-89）。

（2）触诊:可触及凹凸不平,压痛（＋）。

（3）电测:颈椎部位呈阳性反应。

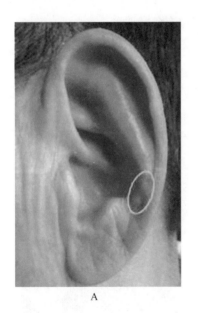
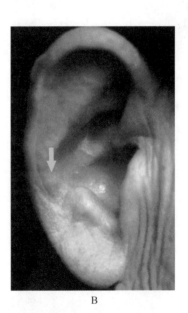

A　　　　　　　　　　　　B

图 4-89　颈椎病的耳穴视诊图

A. 颈椎部位串珠状隆起　　B. 颈椎部位结节隆起病变

3. 胸椎病变

（1）视诊:胸椎部位结节隆起病变（见图 4-90）。

（2）触诊:触痛（＋）。

（3）电测:胸椎部位呈阳性反应。

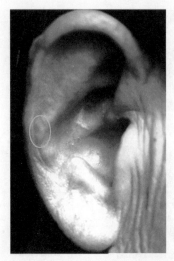

图 4-90　胸椎部位结节隆起病变

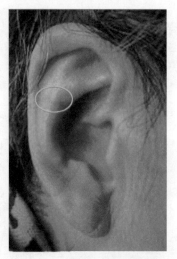

图 4-91　腰椎部毛细血管充盈

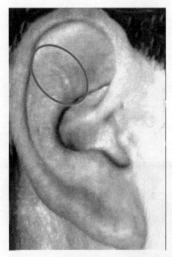

图 4-92　腰椎部位隆起变形

4. 腰扭伤

【急性】

（1）视诊：腰椎部毛细血管充盈（见图 4-91）。

（2）触诊：触及甚痛（＋＋）。

（3）电测：腰椎部位呈阳性反应。

【陈旧性】

（1）视诊：腰椎部位隆起变形（见图 4-92）。

（2）触诊：触及腰椎部位有条状改变。

（3）电测：腰椎部位呈阳性反应。

5. 腰肌劳损

（1）视诊：腰肌区呈结节或条索状隆起（见图 4-93）。

（2）触诊：可触及凹凸不平。

（3）电测：腰肌区呈阳性反应。

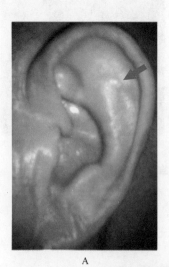

A

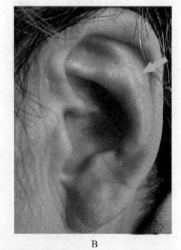

B

图 4-93　腰肌劳损的耳穴视诊图

A. 腰肌区呈结节隆起　　B. 腰肌区呈条索状隆起

6. 坐骨神经痛

（1）视诊：腰椎、髋关节、膝关节毛细血管呈放射状扩张（见图4-94）。

（2）触诊：腰椎、髋关节、膝关节均有触痛（＋）。

（3）电测：腰椎、髋关节、膝关节部位呈阳性反应。

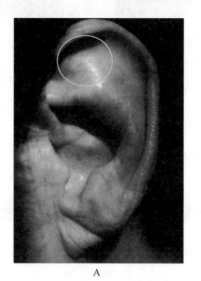
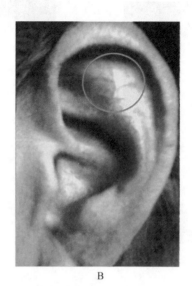

A   B

图4-94 坐骨神经痛的耳穴视诊图

A、B. 腰椎、髋关节、膝关节毛细血管呈放射状扩张

7. 髋关节疼

（1）视诊：髋关节区毛细血管充盈或条状隆起（见图4-95）。

（2）触诊：触及痛（＋）。

（3）电测：髋关节区呈阳性反应。

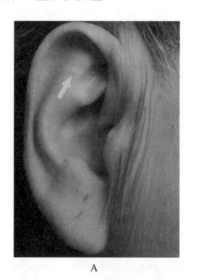
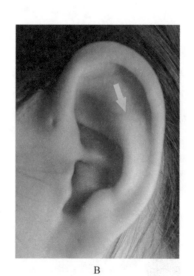

A   B

图4-95 髋关节疼的耳穴视诊图

A. 髋关节区条状隆起 B. 髋关节区毛细血管充盈

8. 膝关节炎

【急性】

（1）视诊：膝关节区毛细血管充盈（见图4-96）。

71

(2) 触诊:膝关节区触痛(＋＋＋)。

(3) 电测:膝关节区呈阳性反应。

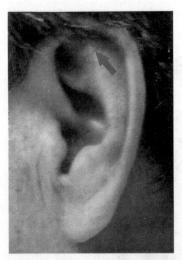

图 4-96　膝关节区毛细血管充盈

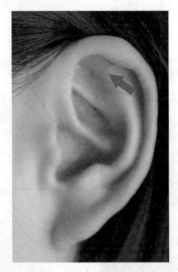
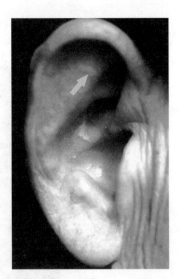

A　　　　　　　　　　　　　　　B

图 4-97　陈旧性膝关节炎的耳穴视诊图

A、B. 膝关节区隆起变形

【陈旧性】

(1) 视诊:膝关节区隆起变形(见图 4-97)。

(2) 触诊:触及膝关节区有条状改变。

(3) 电测:膝关节区呈阳性反应。

9. 踝关节扭伤

【急性】

(1) 视诊:踝关节区毛细血管充盈(见图 4-98)。

(2) 触诊:触及甚痛(＋＋)。

(3) 电测:踝关节区呈阳性反应。

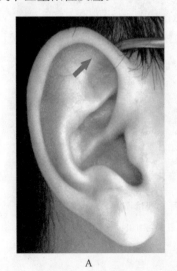
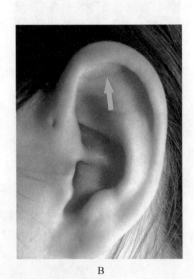

A　　　　　　　　　　　　　　　B

图 4-98　急性踝关节扭伤的耳穴视诊图

A、B. 踝关节区毛细血管充盈

【陈旧性】

(1) 视诊:踝关节区隆起变形(见图 4 - 99)。

(2) 触诊:触及有压痕。

(3) 电测:踝关节区呈阳性反应。

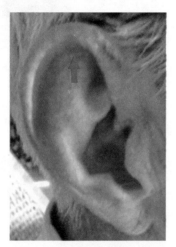 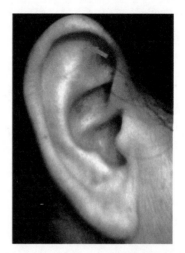

图 4 - 99　踝关节区隆起变形　　　　图 4 - 100　下肢区毛细血管扭曲扩张

10. 下肢静脉曲张

(1) 视诊:下肢区毛细血管扭曲扩张(见图 4 - 100)。

(2) 触诊:触痛(＋)。

(3) 电测:下肢区呈阳性反应。

11. 下肢水肿

(1) 视诊:下肢区白色水肿(见图 4 - 101)。

(2) 触诊:触及有压痕。

(3) 电测:下肢区呈阳性反应。

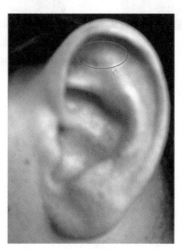 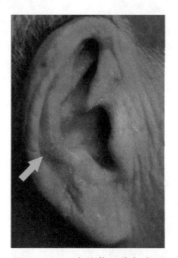

图 4 - 101　下肢区白色水肿　　　　图 4 - 102　肩关节区隆起变形

12. 肩周炎

(1) 视诊:肩关节区隆起变形(见图 4 - 102)。

(2)触诊:可触及凹凸不平,压痛(十)。

(3)电测:肩关节区呈阳性反应。

13. **肩背肌纤维炎**

(1)视诊:肩背区隆起变形(见图4－103)。

(2)触诊:可触及凹凸不平,压痛(十)。

(3)电测:肩背区呈阳性反应。

14. **网球肘**

(1)视诊:肘区片状或点状白色隆起(见图4－104)。

(2)触诊:肘区压痛(十)。

(3)电测:肘区呈阳性反应。

15. **腕关节病**

(1)视诊:腕区隆起变形(见图4－105)。

(2)触诊:可触及凹凸不平,压痛(十)。

(3)电测:腕区呈阳性反应。

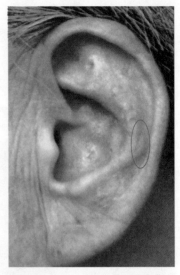

图4－103　肩背区隆起变形

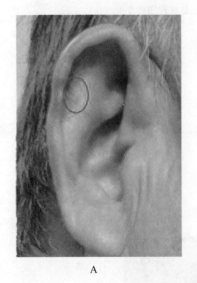

A

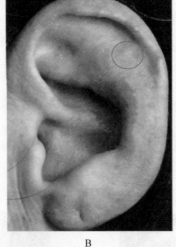

B

图4－104　网球肘的耳穴视诊图

A、B. 肘区片状或点状白色隆起

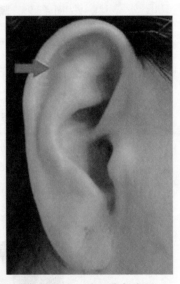

图4－105　腕区隆起变形

16. **风湿性关节炎**

(1)视诊:腕至锁骨穴区有一条红线(风湿线)(见图4－106)。

(2)触诊:压痛(十)。

(3)电测:腕至锁骨穴区呈阳性反应。

17. **类风湿关节炎**

(1)视诊:肘、腕穴区毛细血管充盈(见图4－107)。

(2)触诊:触痛(十)。

(3)电测:肘、腕穴区呈阳性反应。

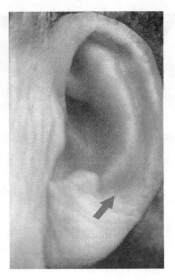

图 4-106　腕至锁骨穴区有一条红线(风湿线)

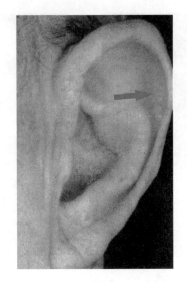

图 4-107　肘、腕穴区毛细血管充盈

18. 痔疮

(1) 视诊:肛门区点状隆起(见图 4-108)。

(2) 触诊:压痛(＋)。

(3) 电测:肛门区呈阳性反应。

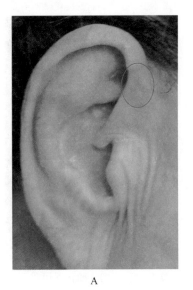

A　　　　　　　　　　　　　B

图 4-108　痔疮的耳穴视诊图

A、B. 肛门区点状隆起

三、妇科疾病

1. 盆腔炎

(1) 视诊:盆腔部区点或片状红润或隆起(见图 4-109)。

(2) 触诊:压痛(＋)。

(3) 电测:盆腔部位呈阳性反应。

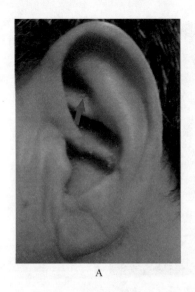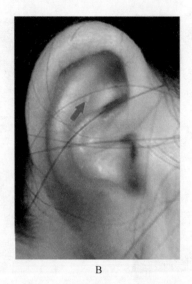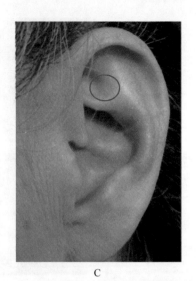

A   B   C

图 4-109　盆腔炎的耳穴视诊图

A、B. 盆腔区呈点状隆起　C. 盆腔区片状隆起

2. 白带过多

(1) 视诊:三角窝呈红色、点状丘疹、脱屑(见图 4-110)。

(2) 触诊:有触痛(+)。

(3) 电测:呈阳性反应。

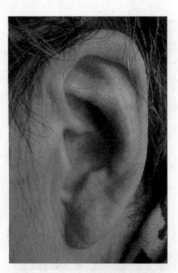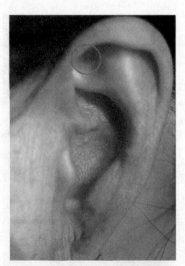

图 4-110　三角窝呈红色点状   **图 4-111　内生殖器区可见丘疹**
丘疹并伴有脱屑

3. 子宫内膜炎

(1) 视诊:内生殖器区呈白色片状肿胀,或丘疹(见图 4-111)。

(2) 触诊:触及有压痕,触痛(+)。

(3) 电测:内生殖器区呈阳性反应。

4. 子宫内膜癌

(1) 视诊:内生殖器区呈灰褐色,肿瘤特异区褐色反映,或有结节(见图 4-112)。

(2) 触诊:触痛(+++)。

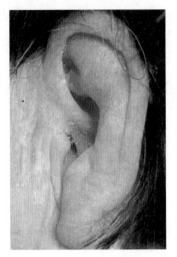

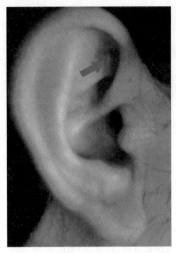

图 4 - 112　内生殖器区呈灰褐色，
肿瘤特异区褐色
反映并伴有结节

图 4 - 113　内生殖器区可见小结节

（3）电测：呈阳性反应。

5. 子宫肌瘤

（1）视诊：内生殖器区可见小结节（见图 4 - 113）。

（2）触诊：压痛（＋）。

（3）电测：呈阳性反应。

6. 子宫多发性肌瘤

（1）视诊：内生殖器区可见多个小结节（见图 4 - 114）。

（2）触诊：压痛（＋）。

（3）电测：呈阳性反应。

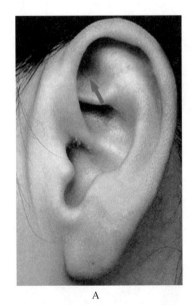

A　　　　　　　　　　　　　　　　　　B

图 4 - 114　子宫多发性肌瘤的耳穴视诊图

A、B. 内生殖器区可见多个小结节

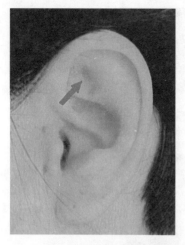

图 4－115　宫颈区有灰褐色斑块，肿瘤特异区灰色反映

7. 宫颈癌

（1）视诊：宫颈区有灰褐色斑块，肿瘤特异区灰色反映（见图 4－115）。

（2）触诊：触痛（＋＋）。

（3）电测：宫颈区呈阳性反应。

8. 宫颈炎

（1）视诊：宫颈区水肿、丘疹，或红色脱屑（见图 4－116）。

（2）触诊：触痛（＋）。

（3）电测：宫颈区呈阳性反应。

9. 宫颈糜烂

（1）视诊：宫颈区充血，毛细血管扩张，点状出血（见图 4－117）。

（2）触诊：触痛（＋）。

（3）电测：宫颈区呈阳性反应。

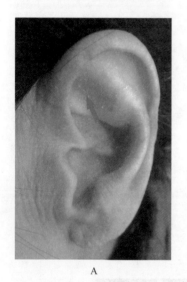
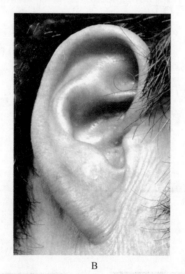
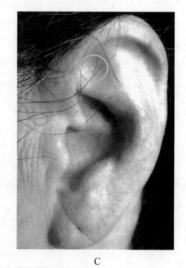

A　　　　　　　　B　　　　　　　　C

图 4－116　宫颈炎的耳穴视诊图

A. 宫颈区红色脱屑　B、C. 宫颈区可见丘疹

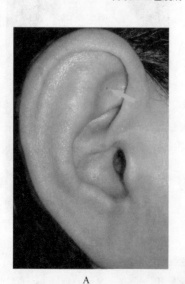
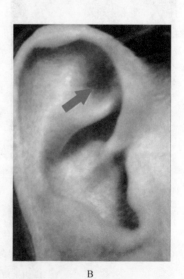

A　　　　　　　　　　　　B

图 4－117　宫颈糜烂的耳穴视诊图

A. 宫颈区点状出血　B. 宫颈区充血

10. 卵巢炎

【急性】

(1) 视诊:卵巢穴呈红色水肿(见图 4-118)。

(2) 触诊:触痛(++)。

(3) 电测:卵巢穴呈阳性反应。

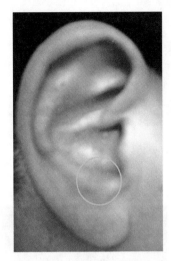

图 4-118　卵巢穴呈红色水肿

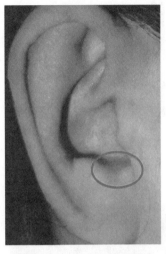

图 4-119　卵巢穴增宽色暗

【慢性】

(1) 视诊:卵巢穴增宽色暗(见图 4-119)。

(2) 触诊:触痛(+)。

(3) 电测:卵巢穴呈阳性反应。

11. 卵巢囊肿

(1) 视诊:卵巢区增厚、肿胀,或有包块(见图 4-120)。

(2) 触诊:触痛(+)。

(3) 电测:卵巢区呈阳性反应。

12. 乳房肿块

(1) 视诊:乳腺区结节隆起(见图 4-121)。

(2) 触诊:触痛(+)。

(3) 电测:乳腺区呈阳性反应。

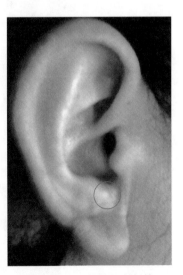

图 4-120　卵巢区有包块

13. 乳房癌

(1) 视诊:乳腺区褐色结节隆起,肿瘤特异区灰褐色反映(见图 4-122)。

(2) 触诊:触痛(++)。

(3) 电测:乳腺区呈阳性反应。

14. 月经前期

三角窝呈粉红色(见图 4-123)。

15. 月经期

三角窝充血红润(见图 4-124)。

16. 月经后期

三角窝呈暗红色(见图 4-125)。

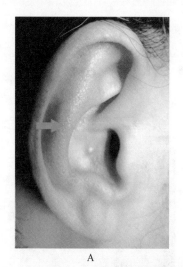

A   B

图 4-121　乳房肿块的耳穴视诊图

A、B. 乳腺区结节隆起

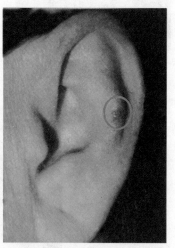

图 4-122　乳腺区褐色结节隆起，
肿瘤特异区灰褐色反
映。

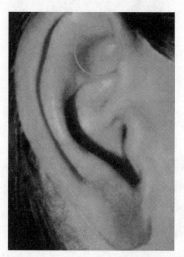

图 4-123　三角窝呈粉红色

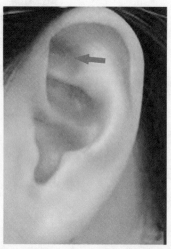

图 4-124　三角窝充血红润

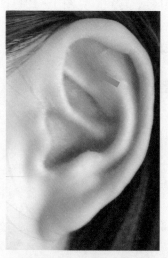

图 4-125　三角窝呈暗红色

四、皮肤科疾病

1. 荨麻疹

(1) 视诊:风溪区呈大片红润或糠皮样脱屑(见图 4 - 126)。

(2) 触诊:风溪穴有压痕。

(3) 电测:风溪穴呈阳性反应。

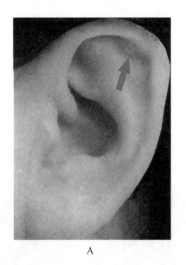 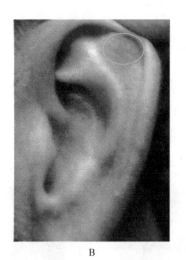

A　　　　　　　　　　　　　B

图 4 - 126　荨麻疹的耳穴视诊图

A. 风溪区可见糠皮样脱屑　B. 风溪区呈大片红润丘疹

2. 湿疹

(1) 视诊:肺区,相应部位呈糠皮样脱屑不易擦掉(见图 4 - 127)。

(2) 触诊:压痛(+)。

(3) 电测:肺区,相应部位呈阳性反应。

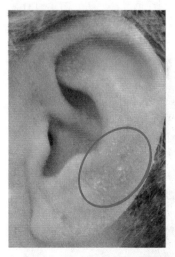 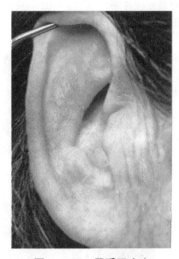

图 4 - 127　糠皮样脱屑不易擦掉　　　**图 4 - 128　风溪区充血**

3. 皮肤炎症

(1) 视诊:风溪区充血(见图 4 - 128)。

(2) 触诊:压痛(+)。

（3）电测：风溪区呈阳性反应。

4．脂溢性皮炎

（1）视诊：全耳脂溢性丘疹或脱屑（见图4-129）。

（2）触诊：压痛（＋）。

（3）电测：风溪区呈阳性反应。

5．药物过敏

（1）视诊：风溪区有数个暗褐色的色素沉着（见图4-130）。

（2）触诊：压痛（＋）。

（3）电测：风溪区呈阳性反应。

6．肛门瘙痒

肛门区可见丘疹（见图4-131）。

7．外阴瘙痒

外生殖器处可见丘疹或脱屑（见图4-132）。

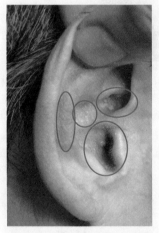
图4-129　全耳脂溢性丘疹
　　　　或脱屑

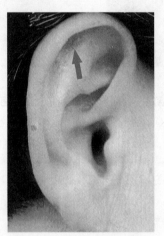
图4-130　风溪区有数个暗
　　　　褐色的色素沉着

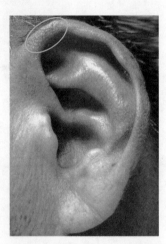
图4-131　肛门区可见丘疹

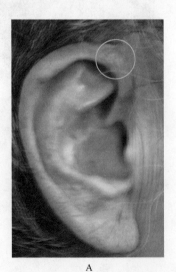
A

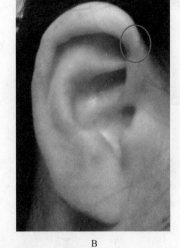
B

图4-132　外阴瘙痒的耳穴视诊图

A、B. 外生殖器处可见丘疹

8. 冻疮

（1）视诊：局限性暗红色水肿或可见破裂、糜烂溃疡等，愈后存留色素沉着或萎缩性瘢痕（见图4-133）。

（2）触诊：局部按压可褪色，去压后红色逐渐恢复，质柔软；触痛（＋）。

（3）电测：冻疮局部呈阳性反应。

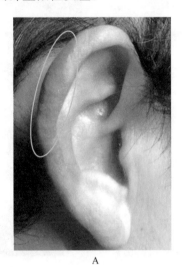 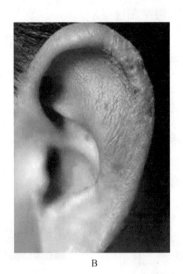

A   B

图4-133　冻疮的耳穴视诊图

A. 冻疮愈合期　B. 冻疮局部可见暗红色水肿伴有破裂、溃疡

五、五官科疾病

1. 近视

（1）视诊：屏间后片状隆起（见图4-134）。

（2）触诊：屏间后或眼区压痛（＋）。

（3）电测：屏间后，眼呈阳性反应。

2. 远视

（1）视诊：屏间后条状隆起（见图4-135）。

（2）触诊：屏间后或眼区压痛（＋）。

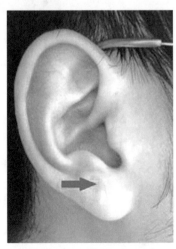 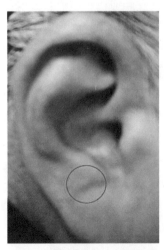

图4-134　屏间后片状隆起　　　　**图4-135　屏间后条状隆起**

(3)电测:屏间后,眼呈阳性反应。

3. 近视散光

(1)视诊:屏间后片状隆起伴有点状凹陷(见图4-136)。

(2)触诊:屏间后或眼区压痛(+)。

(3)电测:屏间后,眼呈阳性反应。

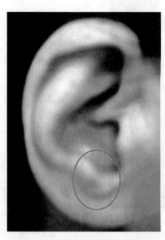

图4-136　屏间后条状隆起

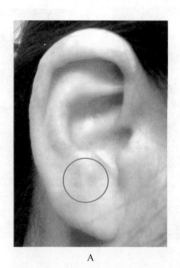
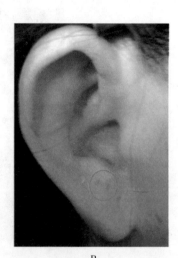

图4-137　远视散光的耳穴视诊图

A、B. 屏间后条状隆起,两侧伴点状凹陷

4. 远视散光

(1)视诊:屏间后条状隆起,两侧伴点状凹陷(见图4-137)。

(2)触诊:屏间后或眼区压痛(+)。

(3)电测:屏间后,眼呈阳性反应。

5. 鼻炎

(1)视诊:内鼻区呈白色片状隆起(见图4-138)。

(2)触诊:内鼻区有压痕,压痛(+),过敏性鼻炎可见风溪区压痕。

(3)电测:内鼻区呈阳性反应。

6. 中耳炎

(1)视诊:内耳穴红肿或白色疤痕状改变(见图4-139)。

(2)触诊:内耳穴压痛(+)。

(3)电测:内耳穴呈阳性反应。

7. 听力减退、耳鸣

(1)视诊:内耳穴凹陷,或形成耳鸣沟,或伴有外耳穴凹陷(见图4-140)。

(2)触诊:内耳穴压痛(+)。

(3)电测:内耳穴呈阳性反应。

8. 口腔溃疡

(1)视诊:口区可见白色分泌物(见图4-141)。

(2)触诊:口区压痛(+)。

(3)电测:口区呈阳性反应。

9. 口腔炎

(1)视诊:口区可见白色或片状隆起(见图4-142)。

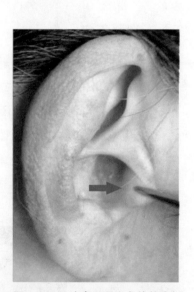

图4-138　内鼻区呈白色片状隆起

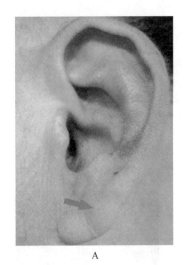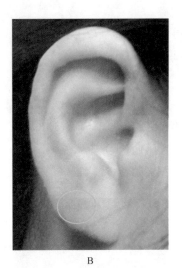

A   B

图 4 - 139 中耳炎的耳穴视诊图

A、B. 内耳穴白色及疤痕状改变

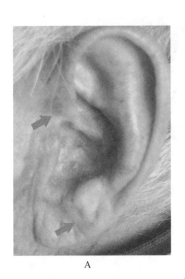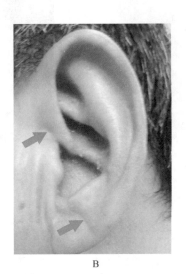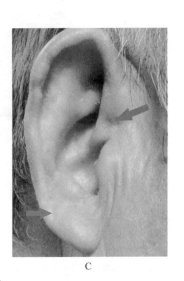

A   B   C

图 4 - 140 听力减退、耳鸣的耳穴视诊图

A、B. 内耳穴凹陷，有耳鸣沟 C. 内耳穴凹陷并伴有外耳穴凹陷

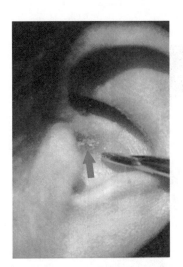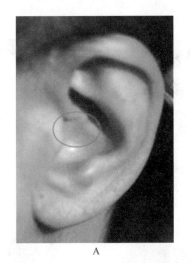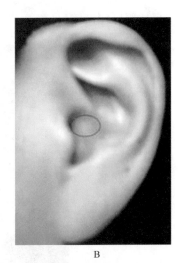

A   B

图 4 - 141 口区可见白色分泌物   **图 4 - 142 口腔炎的耳穴视诊图**

A. 口区可见片状隆起 B. 口区可见片状白色

（2）触诊：口区可见压痕，压痛（＋）。

（3）电测：口区呈阳性反应。

10. **扁桃体炎**

【急性】

（1）视诊：扁桃体穴红肿（见图4-143）。

（2）触诊：扁桃体穴压痛（＋）。

（3）电测：扁桃体穴呈阳性反应。

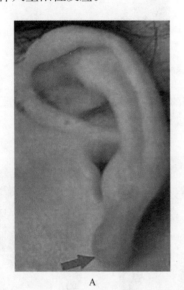

图4-143　急性扁桃体炎的耳穴视诊图

A、B. 扁桃体穴红肿

【慢性】

（1）视诊：扁桃体穴有褐色小点（见图4-144）。

（2）触诊：扁桃体穴压痛（＋）。

（3）电测：扁桃体穴呈阳性反应。

11. **扁桃腺切除**

扁桃腺区深凹陷（见图4-145）。

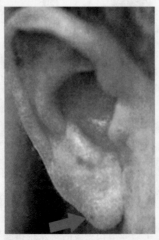 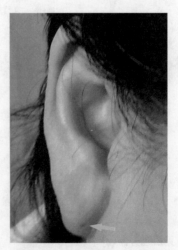

图4-144　扁桃体穴有褐色小点　　　　**图4-145　扁桃腺区深凹陷**

12. 牙痛

(1)视诊:颌区隆起(见图 4 - 146)。

(2)触诊:颌区压痛(＋)。

(3)电测:颌区穴呈阳性反应。

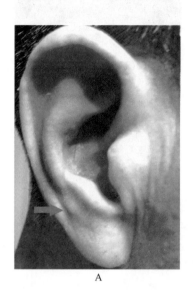
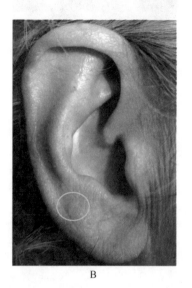

图 4 - 146 牙痛的耳穴视诊图

A、B. 颌区隆起

13. 颞颌关节综合征

(1)视诊:颞颌区片状隆起(见图 4 - 147)。

(2)触诊:颞颌区压痛(＋)。

(3)电测:颞颌区穴呈阳性反应。

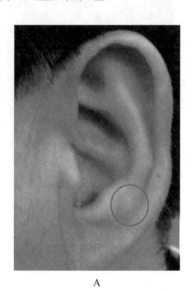
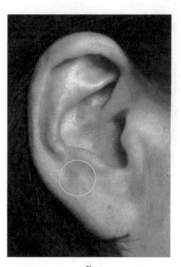

图 4 - 147 颞颌关节综合征的耳穴视诊图

A、B. 颞颌区片状隆起

14. 缺齿

上缺齿沟(见图 4 - 148)。

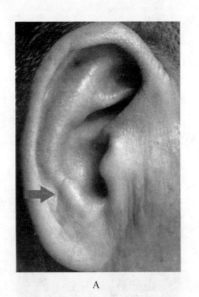 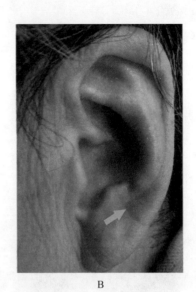

A   B

图 4 - 148　缺齿的耳穴视诊图

A、B. 上缺齿沟

下缺齿沟(见图 4 - 149)。

上下缺齿沟(见图 4 - 150)。

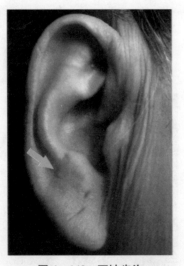 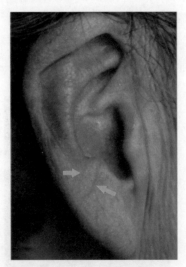

图 4 - 149　下缺齿沟　　　　　**图 4 - 150　上下缺齿沟**

六、非病理性改变

视诊时应排除非病理性改变,如痣、疣、斑、小疮疤、冻疮等,耳廓形态变异以及因天气寒冷或炎热而导致耳廓色白或潮红等。

1. 痣(见图 4 - 151)

2. 斑(见图 4 - 152)

3. 疣(见图 4 - 153)

4. 耳轮脚延长与对耳轮融合(见图 4 - 154)

5. 双耳轮结节(见图 4 - 155)

6. 瘘管(见图 4 - 156)

7. 耳柱(见图 4 - 157)

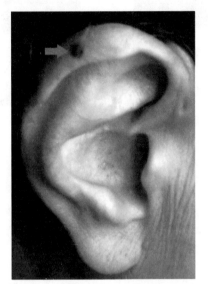

图 4 - 151　痣

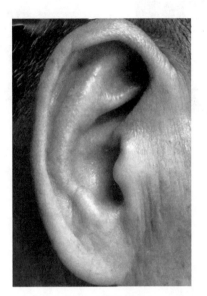

图 4 - 152　斑

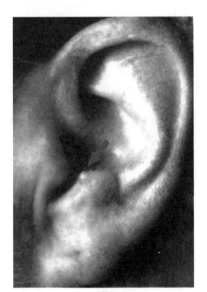

图 4 - 153　疣

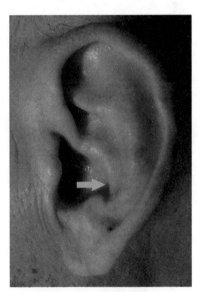

图 4 - 154　耳轮脚延长与
对耳轮融合

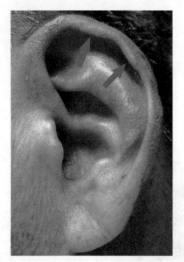

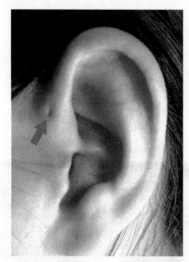

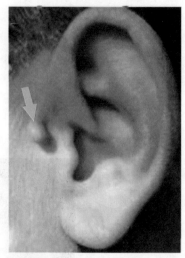

图 4 - 155　双耳轮结节　　　　　　图 4 - 156　瘘管　　　　　　　图 4 - 157　耳柱

第五章 耳穴疗法概述

临床上,根据病情可利用耳穴的特异性进行组合、配伍和选穴,这就构成了"耳穴治疗学"的理论依据。

在实际诊疗过程中,我们多以"分"、"寸"为单位进行穴位的量取。这里所说的"寸"是指中医取穴专用的"同身寸",一般用指量法,即以患者本人手指宽度为标准来比量取穴。拇指中节横度相当1寸;食指、中指两指并合的横度相当1.5寸;食指至小指并合的横度(即四横指)相当3寸(见图5-1)。

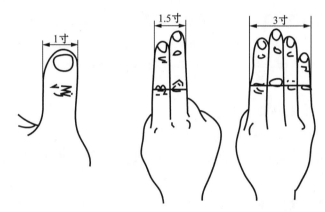

图5-1 "同身寸"比量示意图(其中成人1寸约为2 cm)

第一节 耳穴疗法的特点和优点

耳穴疗法是一种独特的医学疗法,具有许多特点和优点。

一、耳穴疗法的特点

耳穴与其他系列的穴位比较,具有以下显著的特点。

1. 耳穴在耳廓分布表浅

耳穴均分布在耳廓皮肤的表层,所处的位置都比较浅。而其他系列的穴位,如经络穴位、手、足全息穴,有的在肌肉层,有的在骨膜层,有的甚至深达皮层下2寸之多,按摩力度很难达到。因此,对于耳穴而言,不但敏感而且容易刺激,轻轻一碰就能触及穴位。

2. 耳穴信息反应的显性率高

人体内部各器官组织的生理、病理信息,在局部肢体(手、足、鼻、耳等)上都有反映,且有显有潜。其中耳廓反映身体内部信息的显性率最高,与整体对应的信息点(全息穴)最多,仅标准化耳穴就有89个,是各类全息穴中数量最多的。

二、耳穴疗法的优点

耳穴疗法的优点很多,主要表现在以下几个方面。

1. 应用方便,简单易学

耳穴分布有一定的规律,且穴位基本是以人体的生理脏器名称命名,因而容易学、容易记,也容易用,如肝病找肝穴、胃病找胃穴,一学就会用。

2. 穴位敏感度高,疗效好

耳全息穴与体内相关器官、组织的对应性强,因此刺激耳穴,身体调节的力度较大,健身祛病的效果好。往往用少量穴位,即可达到显著效果。尤其擅于止痛,曾经用耳穴针刺穴麻醉进行胃、阑尾、甲状腺等手术,仅4~5个穴位效果显著。对于牙痛、胃痛,胆绞痛,找准穴位,往往用一处就能止痛。如门诊"胆绞痛"患者,我们只在其耳穴"胰胆"的病理反应点上按压2 min左右,症状就基本缓解。

3. 适应症广,疗效确切

有大量的临床报道证实,耳穴疗法具有调节神经平衡、镇痛止痛、疏经通络、调节气血、强身健体等功能,广泛用于内、外、妇、儿、五官、皮肤、内分泌、神经、骨伤等各科疾病的治疗。耳穴疗法不仅用以治疗各种功能性疾病,而且对某些器质性疾病及疑难杂症也取得了一定疗效。因此,耳穴可以治疗或辅助治疗多种疾病。

4. 耳穴疗法有"多病同治"的功效

例如,有些病人在治疗牙痛时发现原来的鼻出血病也好了;有的病人反映,在治疗便秘过程中,失眠症状有了很大改善等。这是由于刺激耳穴产生的抗病力既有特异性又有非特异性,同时对增强机体自稳功能也有良好的促进作用。

5. 刺激手段多,副作用少,使用安全

耳穴都在耳廓皮肤表层,不但敏感且容易刺激,可根据需要采用多种刺激手段,如针刺、艾灸、放血、温熨、按摩、塞药、吹耳、割治以及耳穴压丸、耳穴磁疗、激光照射等。其中最为常用的有针刺、艾灸、放血、压丸(即压籽法)、磁疗等方法,简便安全,鲜有副作用。

第二节　耳穴刺激的常用方法

耳穴都在耳廓皮肤表层,不但敏感且容易刺激,可以按照不同病情和环境条件,选择采用相应的刺激手段。如贴膏、压丸、贴磁、手法按摩等。有些刺激手段(如针刺、放血)属医生专用。

常用的刺激方法有:手法按摩、贴敷法和针刺放血三大类。

一、手法按摩

按摩法是指在对耳廓的不同部位或穴位进行按压、搓揉、提捏等刺激耳廓,以达到防病治病的一种方法。

(一) 按摩方法

手法按摩耳穴的常用方法是:捏压法、搓揉法和点压法。

1. 捏压法

用拇指和食指的指端,分别在耳廓正面和背面相向施力,捏压耳穴。它的特点是在耳区接触面大,容易压到穴点。

2. 搓揉法

用拇指和食指的指端,分别在耳廓正面和背面相向施力,搓揉耳穴。它的特点是在耳区接触面广,容易压到多个穴点。

3. 点压法

用手指甲点压耳穴,在耳区接触面小,刺激量相对较大,常用于止痛,但须找准病理反应点(压痛敏感点)。

(二) 按摩力度

一些学者认为,适度的刺激可引发机体新的应激反应,并对大脑有唤醒作用,从而激发、激活抗病力潜能。

按摩刺激的力度,既要达到一定的量,使耳穴区有胀或痛的感觉,但也不是越重越好,任何刺激都必须控制在机体承受力的范围内。不同按摩力度,引发的生理反应也有所不同,须根据需要而定。例如想要调整胃的状况达到活化时,缓缓地、轻柔地搓揉,轻度刺激就可以了。头痛或牙痛,想赶快制止疼痛时,给予重度刺激就对了,但不宜过度。

(三) 按摩时间

保健按摩一般每穴 0.5～1 min,治疗按摩一般每穴 1～2 min,有特殊要求的另定。

保健按摩一天 1～2 次,治疗按摩一天 2～3 次,有特殊要求的另定。

(四) 常用保健按摩方法

1. 全耳按摩

方法:双手掌心摩擦发热后,按摩耳廓正背两面(见图 5-2)。先向后按摩耳廓正面,然后向前按摩耳廓背面,来回反复按摩 20 次。

耳廓包含着全身信息,按摩全耳等于按摩全身,可以激活全身机能,提升体力、体能。

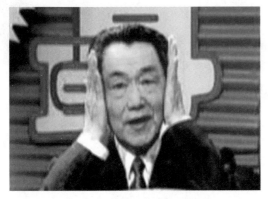

图 5-2　按摩耳廓正背两面

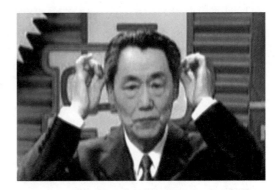

图 5-3　双手拇、食两指捏住耳尖,向上提拉

2. 提双耳

方法:双手拇、食两指捏住耳尖,向上提拉,稍停后恢复原状,做 20 次(见图 5-3)。

中医认为,十二经脉皆上络于耳,此法能疏理十二经络,调和气血,健身祛病。中医十分重视气血调和,认为"气滞血瘀,百病丛生","气血调和,百病消散"。

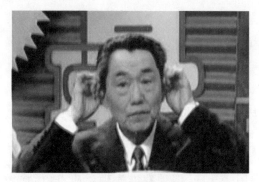

图 5-4　以拇、食两指按摩耳轮、对耳轮

3. 按摩耳轮、对耳轮

方法：双手空握拳，以拇、食两指沿耳轮、对耳轮自上而下按揉 30 次（见图 5-4）。

耳轮、对耳轮分布有两条影响全身的能量管道。实践显示，此法有健脑、聪耳、明目、补肾等健身作用。

耳穴健身三招，每一招都有整体健身功能。若配合使用，还可发挥协同作用。

二、贴敷法

（一）贴膏法

贴膏法是用有一定刺激性的橡皮胶，剪成 6 mm×6 mm 方块贴在耳穴上，每次贴 1 侧耳穴，1～2 天后换贴对侧耳穴。刺激性橡皮胶如伤湿止痛膏、香桂活血膏、关节止痛膏等都可以用。但要注意，孕妇及小儿忌用刺激性较大的药膏，穴位皮肤破损者不宜贴敷。

贴膏前要注意穴区清洁，也可以先按揉，然后再贴膏，贴膏后可再按摩。保健最常用的就是手指按摩和贴膏两种方法。

（二）压丸法

压丸法是用王不留行籽等植物种子，或其他圆形小颗粒，放在耳穴病理反应点上，用小块胶布固定（见图 5-5）。

每天用手指捏压（不要揉动）2～3 次，捏压的用力要适当，防止压破皮肤，以略有痛感为度，每次 1～2 min，5～7 天后去除，换贴对侧耳穴。

压丸法也叫粒针，意思是以粒子代针。压丸法属物理性刺激，有类似针刺的作用。过去用耳针，现在大都用压丸法代替，这也与耳穴的表层分布特点相关。

（三）贴磁法

贴磁法是用磁珠或小型磁片置于小块胶布中央，贴于所选耳穴上。也可在耳廓前后对贴，使磁力线穿透穴位，以加强刺激。一般贴单侧耳穴，两耳交替，但所贴磁片一次不宜超过 2 片，磁珠不宜超过 4 粒。每次贴敷 5～7 天。

贴磁法是用磁片的磁力线刺激耳穴，5～7 天后去除，换贴对侧耳穴。

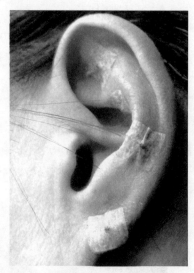

图 5-5　压丸法

三、针刺、放血

1. 针刺

针具一般采用半寸长的毫针，其是古代的九针之一。严格消毒后，医者左手固定耳廓，右手拇、食指持针柄，将针尖对准耳穴，手指前后捻动，边捻边按，使针随捻转刺入。针刺深度，一般掌握：刺入耳软骨，而不刺透耳软骨，耳针能站立不摇摆为宜。留针时间一般为 0.5 h。

留针期间，每隔 10 min 应捻转针柄 1 次，以加强刺激提高疗效（耳穴针刺也用于手术麻醉）。

2. 放血

放血法，即先按摩耳廓使之充血，后用严格消毒的针或刀片刺破穴位皮肤，放血 3～5 滴，再用消毒干棉球轻压针眼片刻止血，数小时后伤口自愈（见图 5-6）。

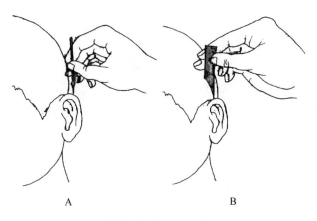

图 5-6　放　血　法

A. 点刺放血法　B. 划刺放血法

古代针刺多结合放血，《黄帝内经》中记载："凡治病必先去其血，乃去其所苦，伺之所欲，然后泻有余，补不足。"凡实热之症、血瘀、邪实、热盛等所致的许多炎症、发热、眩晕、疼痛等病症，均适用放血法（目前耳穴刺血法常用于退热、消炎、止痛和治疗皮肤病）。

各种出血性疾病，如月经期、贫血、神经过敏者及年老体弱者不宜用此法。操作前，注意无菌操作；操作后，注意当天不要洗头、洗澡，防止感染。

以上不同刺激方法也可根据需要联合应用，如手法按摩后贴膏，贴膏后按摩；不同耳穴同时分别采用贴膏、放血、压丸不同方法等。

第三节　耳穴疗法的取穴原则

一、常用取穴思路

1. **相应部位取穴**

根据患病部位，在耳廓的相对应部位取穴。如胃病用耳廓的"胃穴"，肝病用耳廓的"肝穴"。

2. **按现代医学理论取穴**

耳穴中有许多穴位是按照现代医学理论命名的。如更年期综合征，现代医学观点认为是内分泌失调，因此取内分泌穴。再如皮质下、肾上腺等也是按此理论而取穴。

3. **按临床经验取穴**

医生在长期临床的耳穴治疗中，不仅积累了丰富的经验，同时还扩展了耳穴的主治功能。如鼻塞可取外耳穴加内鼻穴等。

4. **按穴位功能取穴**

在选穴组方时，还要根据穴位功能考虑选取功能穴。如神门穴可用于镇静止痛，枕穴可用于镇静止晕，风溪可用于祛风止痒、抗过敏，而耳尖、屏尖均可用于退热等，总之合理选取功能穴可以提高疗效。

另外，中医辩证取穴也可作参考：根据中医藏象经络学说的理论取穴。如皮肤过敏可取肺穴来治疗，因为"肺主皮毛"；冠心病可取小肠穴来治疗，因为"心与小肠相表里"。

二、穴位配伍

配伍取穴有单穴法、双穴法、多穴法及杂交法。一般根据患者具体情况,经过全面考虑后组合配穴,即先定主穴,后定配穴。初学的人,最容易掌握的是"单穴法"和"双穴法",什么部位的疾病就用耳廓上对应部位穴,或者再加上一个功能穴,如消炎、止痛加耳"神门穴",调节内分泌加耳"内分泌穴"等。熟练后,也可用多穴法、杂交法。至于用哪一种方法好,需从实践经验中领悟。一般来说,杂交法疗效比较高。

穴位配伍是否恰当,是形成良好抗病合力的关键所在。用穴能少勿多,力求以"少而精"的穴位配伍形成最佳合力。

三、常见的治疗反应

耳穴治疗中,常见的治疗反应有以下几种:

(1) 即时效应。治疗施术后,症状立即缓解甚至消失。

(2) 延缓效应。治疗开始时无明显改变,1～2个疗程后症状逐步好转。

(3) 短时反跳反应。治疗施术后,症状反而在短时内略有加重,然后逐步恢复好转。

(4) 无效反应。经几个疗程治疗(一般10次为1疗程)仍未见效果,应改用其他方法,或与其他方法联合使用。

(5) 不良反应。在治疗中偶见个别病员出现过敏等不良反应,应改用其他方法。

第四节　耳穴疗法的适应证和禁忌

一、耳穴治疗的适应证

1. 各种疼痛性疾病

耳穴疗法最大的优点是止痛,对外伤性疼痛、手术后疼痛、神经性疼痛均有效,对胆绞痛止痛效果尤为明显。

2. 各种炎症性疾病

如对肺炎、牙周炎、中耳炎、咽喉炎、气管炎、盆腔炎、肠炎、关节炎、胆囊炎等,均有消炎止痛的功效。

3. 内分泌代谢疾病

如对甲状腺机能亢进、糖尿病、肥胖病、更年期综合征等,有改善症状的辅助作用。

4. 功能紊乱性疾病

如对内耳眩晕症、高血压、心律失常、肠功能紊乱、神经衰弱、植物神经功能紊乱等,有良好的调整作用。

5. 变态反应性疾病

如对过敏性结肠炎、过敏性鼻炎、荨麻疹、哮喘等,有消炎、脱敏、改善免疫功能,加速疾病痊愈的作用。

6. 传染性疾病

如对痢疾、疟疾、流感、传染性肝炎等,耳穴治疗有镇静、退热、解痉、止痛作用,还可恢复和提高机体的免疫力,从而加速疾病的痊愈。

7. 各种慢性病症

如对腰腿痛、肩周炎、慢性胃炎、肝炎、胆囊炎等,均有良好疗效。

8. 其他

耳穴疗法还可用于催产、催乳、戒烟、戒毒以及预防和治疗晕车、晕船等。

耳穴疗法虽然适应证广,但也有一定的局限性。有的疾病可以单用耳穴治疗而奏效,有的疾病则需与药物等其他疗法联合运用才能取得良好效果。

二、耳穴疗法的禁忌

耳穴治疗比较安全,无绝对禁忌,但需注意以下几点:

(1) 严重心脏病不宜使用,更不宜采用强刺激。

(2) 严重的器质性病变,如高度贫血、血友病,不宜针刺。

(3) 孕妇40天至5个月内不宜针刺,5个月后可轻刺激,但不宜取内生殖器、内分泌、皮质下等穴。有习惯性流产者禁用耳穴治疗。

(4) 耳廓有伤、湿疹部位不作耳穴刺激治疗。

第五节　常见病的耳穴治疗

一、内科病症

1. 食道炎

食道炎其主要症状是以吞咽疼痛或困难、心口灼热、胸骨后疼痛等,当食道炎严重时可引起食道痉挛。

(1) 耳穴多穴配伍:食道、贲门、胃、交感、消化系统皮质下、三焦(见图5-7)。

(2) 耳穴杂交配伍:耳穴+足全息穴"食道"+经络穴位"曲池穴"。

a. 足全息穴"食道"的位置:足底第一跖骨处(见图5-8)。

b. 经络穴位"曲池穴"的位置:曲池,肘横纹外侧端,屈肘,尺泽穴与肱骨外上髁连线中点(见图5-9)。

2. 胃炎

胃炎指各种原因所致的胃粘膜炎性病变,按其病程长短分急性和慢性两类。

(1) 耳穴多穴配伍(见图5-10)

a. 慢性胃炎急性发作:胃、脾、消化系统皮质下。

b. 浅表性胃炎,胃窦炎:胃、脾、肝、交感、消化系统皮质下。

c. 萎缩性胃炎:胃、脾、交感、消化系统皮质下、胰胆、内分泌。

(2) 耳穴杂交配伍:耳穴+足全息穴"胃"+经络穴位"足三里穴"和"尺胃穴"。

a. 足全息穴"胃"的位置:足底第一跖骨中下段(见图5-11)。

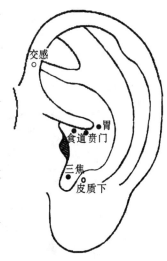

图5-7　食道炎耳压点

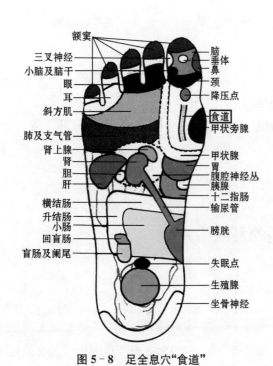

图 5-8 足全息穴"食道"

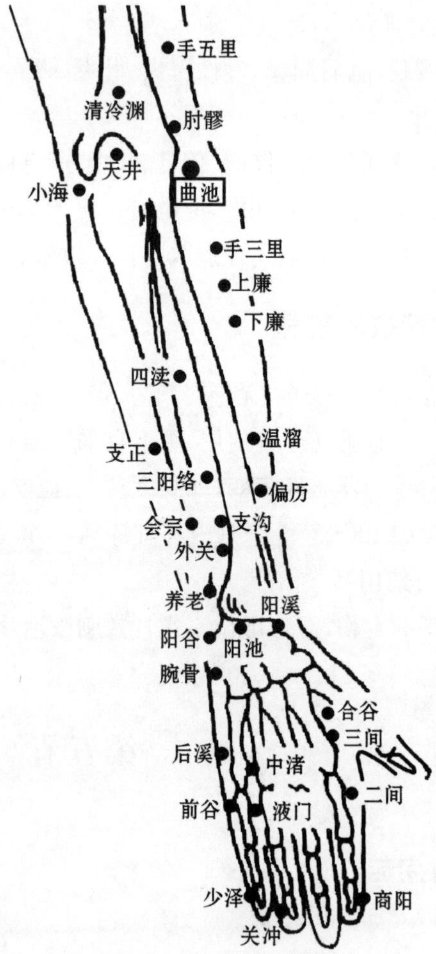

图 5-9 经络穴位"曲池穴"

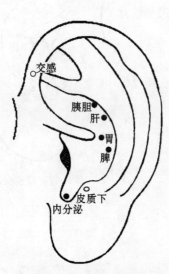

图 5-10 胃炎耳压点

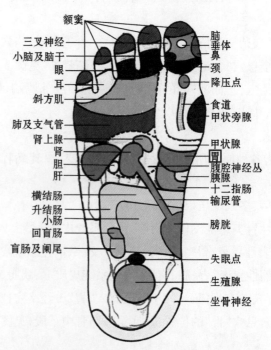

图 5-11 足全息穴"胃"

b. 经络穴位"足三里穴"的位置:外膝眼下 3 寸,胫骨外侧 1 寸许(见图 5-12)。

c. 经络穴位"尺胃穴"的位置:右侧手臂的太渊穴与尺泽穴连线中点处(见图 5-13),即整个前手臂的中点位置,压痛或条索状物等反应点。

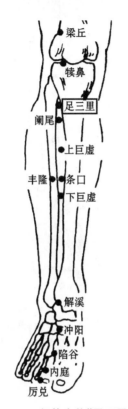

图 5-12　经络穴位"足三里穴"

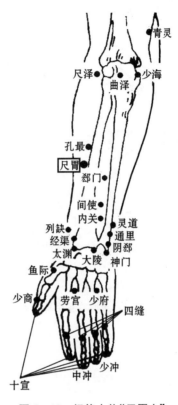

图 5-13　经络穴位"尺胃穴"

3. 急性胃肠炎

急性胃肠炎是胃肠道的急性炎症,多由于暴饮暴食,或吃含有致病菌及其毒素的食物所引起。

(1) 耳穴多穴配伍:胃、大肠、小肠、交感、内分泌(见图 5-14)。

(2) 耳穴杂交配伍:耳穴+经络穴位"足三里穴"和"上巨虚穴"。

经络穴位"足三里穴"的位置,在外膝眼下 3 寸,胫骨外侧 1 寸许(见图 5-15)。"上巨虚穴"的位置,在"足三里穴"直下 3 寸处(见图 5-15)。

4. 十二指肠溃疡

十二指肠溃疡多在进食后 2~4 h 发生疼痛,呈空腹痛或饥饿样疼痛,进食后则疼痛缓解。

(1) 耳穴多穴配伍:十二指肠、交感、消化系统皮质下、神门(见图 5-16)。

(2) 耳穴杂交配伍:耳穴+足全息穴"十二指肠穴"+经络穴位"上巨虚穴"。

a. 足全息穴"十二指肠穴"的位置:在足底第一跖骨下段(见图 5-17)。

b. 经络穴位"上巨虚穴"的位置:在"足三里穴"直下 3 寸(见图 5-18)。

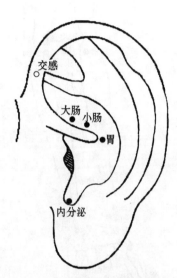

图 5-14　急性胃肠炎耳压点

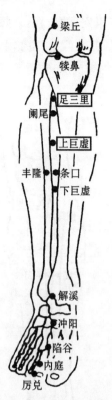

图 5-15　经络穴位"足三里穴"和"上巨虚穴"

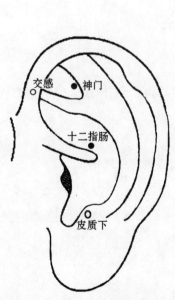

图 5-16　十二指肠溃疡耳压点

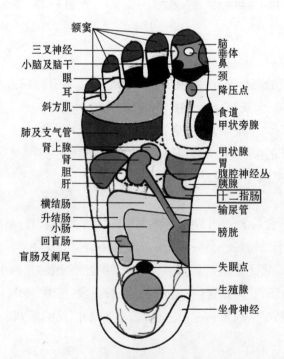

图 5-17　足全息穴"十二指肠穴"

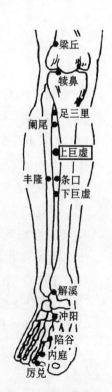

图 5-18　经络穴位"上巨虚穴"

5. 恶心呕吐

恶心、呕吐两种症状可单独或同时发生,有中枢性和反射性两种。

(1) 耳穴多穴配伍:贲门、胃、肝、枕、交感、神经系统皮质下(见图5-19)。

(2) 耳穴杂交配伍:耳穴＋足全息穴"胃"＋经络穴位"内关穴"。

a. 足全息穴"胃"的位置:足底第一跖骨中下段(见图5-20)。

b. 经络穴位"内关穴"的位置:在手掌侧,腕横纹中点上2寸,两筋之间(见图5-21)。

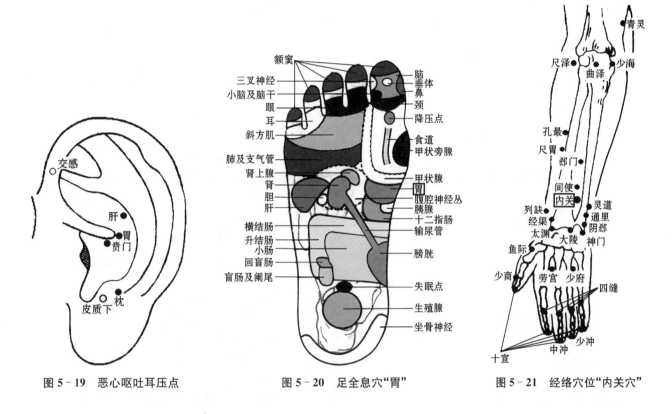

图5-19　恶心呕吐耳压点　　　　　　图5-20　足全息穴"胃"　　　　　　图5-21　经络穴位"内关穴"

6. 便秘

便秘是指大便秘结不通,排便时间延长,或欲大便而艰涩不畅的一种病症。

(1) 耳穴多穴配伍:肛门、大肠、阑尾、下焦、脾、肺、消化系统皮质下(见图5-22)。

(2) 耳穴杂交配伍:耳穴＋经络穴位"天枢穴"。

"天枢穴"的位置:在脐中旁开2寸处(见图5-23)。

7. 痔疮

痔是位于肛门直肠部的痔静脉丛发生扩张所引起。痔有内痔、外痔和混合痔三种。

(1) 耳穴多穴配伍:痔疮点、肛门、直肠、大肠、脾、肾上腺(见图5-24)。

(2) 耳穴杂交配伍:耳穴＋经络穴位"长强穴"。

经络穴位"长强穴"的位置:在尾骨端下5分处(见图5-25)。

8. 膈肌痉挛

膈肌痉挛又称呃逆,俗称打嗝,是膈肌因受突然刺激所产生的一种不自主的间歇性收缩而致的疾病。

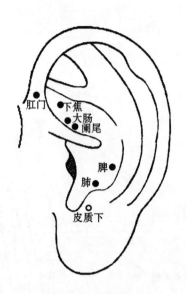

图 5-22　便秘耳压点

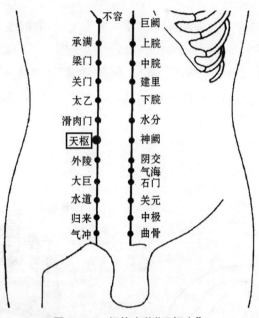

图 5-23　经络穴位"天枢穴"

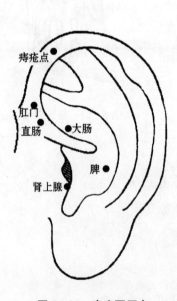

图 5-24　痔疮耳压点

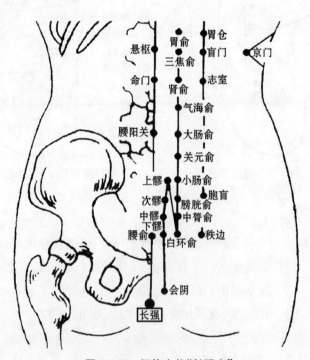

图 5-25　经络穴位"长强穴"

（1）耳穴多穴配伍：膈、肝、胃、贲门、神门、交感、神经系统皮质下（见图 5-26A）、耳迷根（见图 5-26B）。

（2）耳穴杂交配伍：耳穴＋经络穴位"攒竹穴"。

经络穴位"攒竹穴"的位置：在眉毛内侧边缘凹陷处（见图 5-27）。

9. 胆囊炎、胆石症

胆囊炎是胆囊炎症，分急性和慢性两种；胆石症是指胆管结石的疾病。

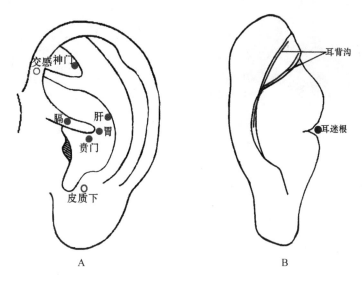

图 5－26　膈肌痉挛耳压点

A. 膈肌痉挛正面耳压点　B. 膈肌痉挛背面耳压点

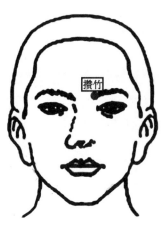

图 5－27　经络穴位"攒竹穴"

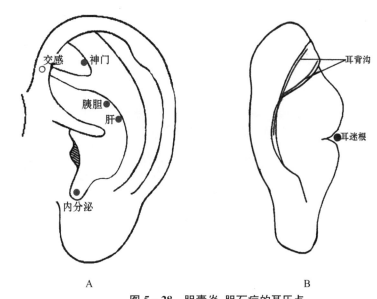

图 5－28　胆囊炎、胆石症的耳压点

A. 胆囊炎、胆石症正面耳压点　B. 胆囊炎、胆石症背面耳压点

（1）耳穴多穴配伍：胰胆、肝、内分泌、交感、神门（见图 5－28A）、耳迷根（见图 5－28B）。

（2）耳穴杂交配伍：耳穴＋足全息穴"胆"＋经络穴位"胆囊穴"。

a. 足全息穴"胆"的位置：足底第四跖骨中下段（见图 5－29）。

b. 经络穴位"胆囊穴"的位置：在小腿外侧上部，当腓骨小头前下方凹陷处，胆经阳陵泉穴直下 1～2 寸（见图 5－30）；压痛敏感点取穴。

10. 脂肪肝

脂肪肝是肝脂肪代谢紊乱而引起的肝内脂肪堆积过多的疾病。

（1）耳穴多穴配伍：肝、胆、胃、内分泌（见图 5－31A）、耳迷根（见图 5－31B）。

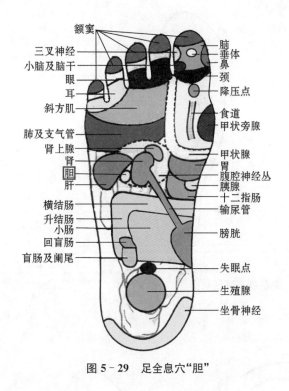

图 5-29 足全息穴"胆"

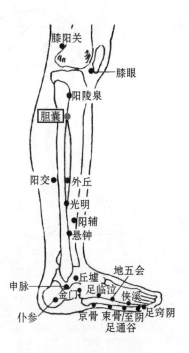

图 5-30 经络穴位"胆囊穴"

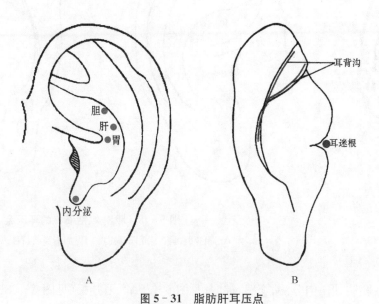

图 5-31 脂肪肝耳压点

A. 脂肪肝正面耳压点　B. 脂肪肝背面耳压点

（2）耳穴杂交配伍：耳穴＋足全息穴"肝穴"＋经络穴位"中都穴"。

a. 足全息穴"肝穴"的位置：足底第四、五跖骨中下段（见图 5-32）。

b. 经络穴位"中都穴"的位置：位于内踝上 7 寸，胫骨内侧面的中点或胫骨后缘处（见图 5-33）。

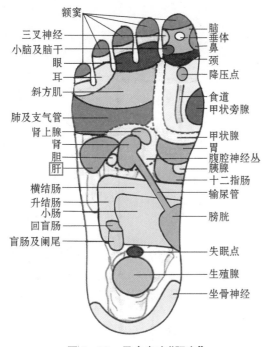

图 5-32 足全息穴"肝穴"

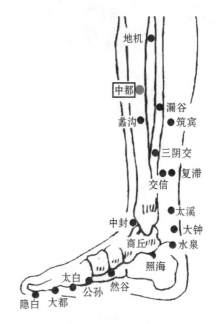

图 5-33 经络穴位"中都穴"

11. 支气管炎

支气管炎是由于感染物理、化学刺激引起的支气管炎症,分急性、慢性两类。

(1) 耳穴多穴配伍:气管、支气管、肺、神门、肾、平喘(见图 5-34)。

(2) 耳穴杂交配伍:耳穴+足全息穴"肺、支气管穴"+经络穴位"天突穴"和"膻中穴"。

a. 足全息穴"肺、支气管"的位置:足底第三至第五跖骨上段(见图 5-35)。

b. 经络穴位"天突穴"的位置在胸骨柄上缘凹陷处,"膻中穴"的位置在两乳之间,胸骨中线上(见图 5-36)。

12. 感冒

感冒是由多种病毒引起的呼吸道传染病。

(1) 耳穴多穴配伍:肺、内鼻、咽喉、气管、内分泌、肾、神门(见图 5-37)。

(2) 耳穴杂交配伍:耳穴+经络穴位"风门穴"。

经络穴位"风门穴"的位置:位于背部,当第 2 胸椎棘突下,旁开 1.5 寸处(见图 5-38)。

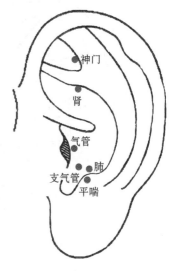

图 5-34 支气管炎耳压点

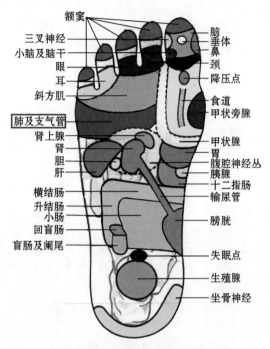

图 5‑35 足全息穴"肺、支气管穴"

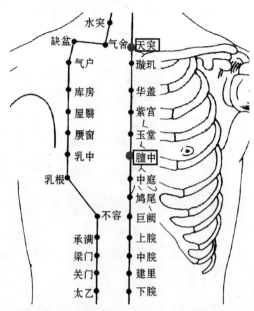

图 5‑36 经络穴位"天突穴"和"膻中穴"

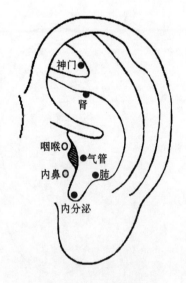

图 5‑37 感冒耳压点

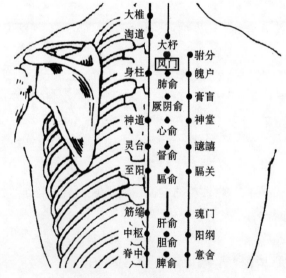

图 5‑38 经络穴位"风门穴"

13. 支气管哮喘

支气管哮喘是一种呼吸道过敏性疾病。

(1) 耳穴多穴配伍：气管、支气管、肾上腺、风溪、内分泌、平喘、肺、神门（见图 5‑39）。

(2) 耳穴杂交配伍：耳穴＋经络穴位"华盖穴"。

经络穴位"华盖穴"的位置：在胸骨正中线，胸骨柄与胸骨体结合处（见图 5‑40）。

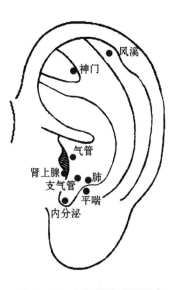

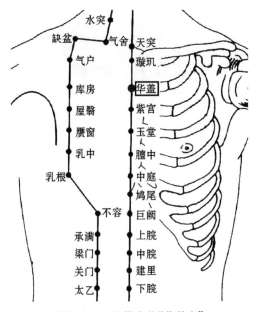

图 5－39　支气管哮喘耳压点　　　　　　图 5－40　经络穴位"华盖穴"

14.高血压

高血压是指动脉血压过高。成人收缩压常达到或超过 18.6 kPa(140 mmHg),或舒张压等于或超过 12 kPa(90 mmHg),均为高血压。

(1) 耳穴多穴配伍:心脏点、肝、交感、角窝上、心血管系统皮质下(见图 5－41A)、耳背沟(见图 5－41B)。

(2) 耳穴杂交配伍:耳穴＋足全息穴"降压点"＋经络穴位"人迎穴"。

a. 足全息穴"降压点"的位置:在足大指腹根部横纹中间(见图 5－42)。

b. 经络穴位"人迎穴"的位置:位于颈部,喉结旁,当胸锁乳突肌的前缘,颈总动脉搏动处(见图 5－43)。

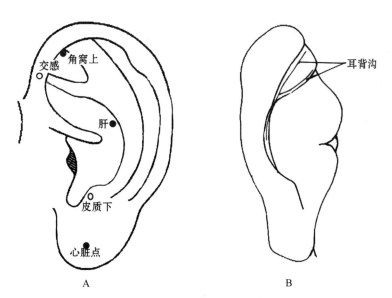

图 5－41　高血压耳压点

A. 高血压正面耳压点　B. 高血压背面耳压点

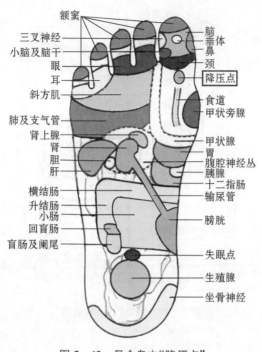

图 5-42 足全息穴"降压点"

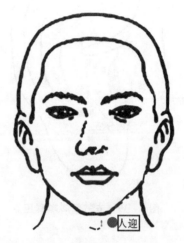

图 5-43 经络穴位"人迎穴"

15. 低血压

动脉收缩压在 12 kPa(90 mmHg)以下,舒张压在 6 kPa(45 mmHg)或更低时,称为低血压。

(1) 耳穴多穴配伍:心脏点、肾上腺、升压点、心血管系统皮质下(见图 5-44A)、下耳根(见图 5-44B)。

(2) 耳穴杂交配伍:耳穴＋经络穴位"人中穴"。

经络穴位"人中穴"的位置:在人中沟中上三分之一交界处(见图 5-45)。

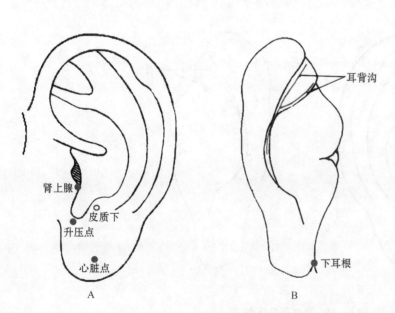

图 5-44 低血压耳压点

A. 低血压正面耳压点　B. 低血压背面耳压点

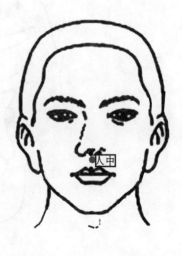

图 5-45 经络穴位"人中穴"

16. 冠心病

冠心病是冠状动脉粥样硬化性心脏病的简称。冠状动脉是供应心肌血液的血管,容易发生动脉粥样硬化。在发生硬化的过程中,动脉的管壁逐渐增厚变硬,管腔愈来愈小,造成部分分支出现闭塞,导致心肌血液供应的减少,因而引起心脏病。

(1) 耳穴多穴配伍:心脏点、小肠、心血管系统皮质下、交感(见图5-46)。

(2) 耳穴杂交配伍:耳穴+经络穴位"内关穴"。

经络穴位"内关穴"的位置:在手掌侧,腕横纹中点上2寸,两筋之间(见图5-47)。

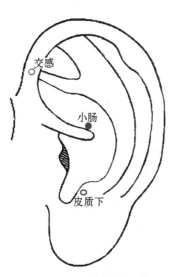

图 5-46　冠心病耳压点

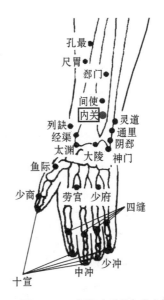

图 5-47　经络穴位"内关穴"

17. 心律失常

心律失常指心脏搏动节律不正常,心跳过快、过慢或不规则,均为心律失常。

(1) 耳穴多穴配伍:心、小肠、心血管系统皮质下、交感、神门(见图5-48)。

(2) 耳穴杂交配伍:耳穴+经络穴位"郄门穴"。

经络穴位"郄门穴"的位置:在手掌侧,腕横纹中点上5寸,两筋之间(见图5-49)。

18. 头痛

眉毛及后发际以上颅部的疼痛称为头痛,主要是神经、血管和脑膜受到某些因素的影响而引起。

(1) 耳穴多穴配伍(见图5-50)

a. 前头痛:额、神门、神经系统皮质下。

b. 偏头痛:颞、神门、神经系统皮质下。

c. 后头痛:枕、神门、神经系统皮质下。

d. 头顶痛:顶、神门、神经系统皮质下。

(2) 耳穴杂交配伍:耳穴+经络穴位"前谷穴"和"太阳穴"。

a. 经络穴位"前谷穴"的位置:位于人体的手掌尺侧,微握拳,当小指本节(第5指掌关节)前的掌指横纹头赤白肉际(见图5-51)。

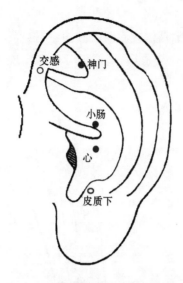

图 5-48　心律失常耳压点

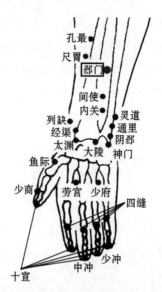

图 5-49　经络穴位"郄门穴"

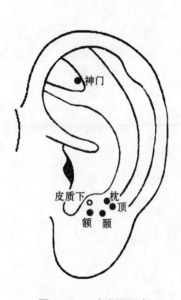

图 5-50　头痛耳压点

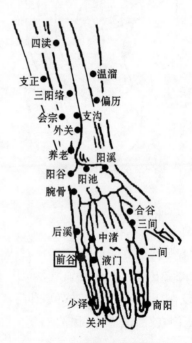

图 5-51　经络穴位"前谷穴"

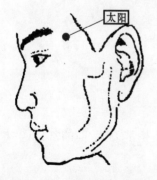

图 5-52　经络穴位"太阳穴"

b. 经络穴位"太阳穴"的位置：在眉梢与眼外眦之间向后 1 寸凹陷处（见图 5-52）。

19. 足跟痛

足跟痛是中老年人的一个常见症状。发病原因多与足跟骨刺、跗骨窦内软组织劳损有关，中医认为还与肾亏相关。

（1）耳穴多穴配伍：跟、神门、肾、肝（见图 5-53）。

（2）耳穴杂交配伍：耳穴＋经络穴位"大陵穴"＋手穴"阿是穴"。

a. 经络穴位"大陵穴"的位置：在腕掌横纹的中点处，掌长肌腱与桡侧腕屈肌腱之间（见图 5-54）。

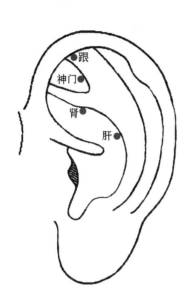

图 5-53 足跟痛耳压点

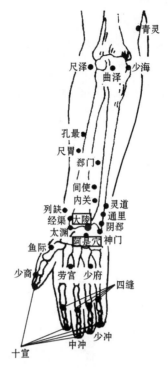

图 5-54 经络穴位"大陵穴"
和手穴"阿是穴"

b. 手穴"阿是穴"的位置:在双手手掌腕横纹中点前1寸处,找到压痛敏感点(见图5-54)。

20. 失眠

失眠是以经常不易入睡或睡眠浅而易醒为主要特征的一种病症。

(1) 耳穴多穴配伍:神经系统皮质下、神经衰弱区、神门、肾、肝、垂前(见图5-55)。

(2) 耳穴杂交配伍:耳穴+经络穴位"完骨穴"和"三间穴"。

a. 经络穴位"完骨穴"的位置:耳垂后面,"乳突"骨下方后缘凹陷中(见图5-56)。

b. 经络穴位"三间穴"的位置:微握拳,在食指桡侧,第二掌骨小头上方处取穴(见图5-57)。

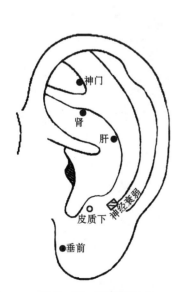

图 5-55 失眠耳压点

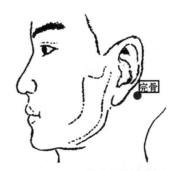

图 5-56 经络穴位"完骨穴"

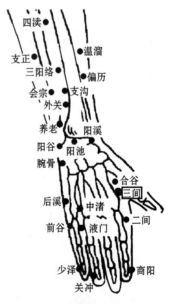

图 5-57 经络穴位"三间穴"

111

21. 糖尿病

糖尿病是一种以高血糖为主要标志的内分泌-代谢疾病。

(1) 耳穴多穴配伍：胰胆、耳中、垂体、内分泌、糖尿病点（见图 5－58A）、耳迷根（见图 5－58B）。

(2) 耳穴杂交配伍：耳穴＋经络穴位"地机穴"＋足全息穴"胰腺穴"。

　　a. 经络穴位"地机穴"的位置：位于人体的小腿内侧，当内踝尖与阴陵泉穴的连线上，阴陵泉穴下3寸处（见图 5－59）。糖尿病嘴干可加用经络穴位"承浆穴"。

　　b. 经络穴位"承浆穴"的位置：在下唇缘下正中凹陷处（见图 5－60）。

　　c. 足全息穴"胰腺穴"的位置：足底第一跖骨下段（见图 5－61）。

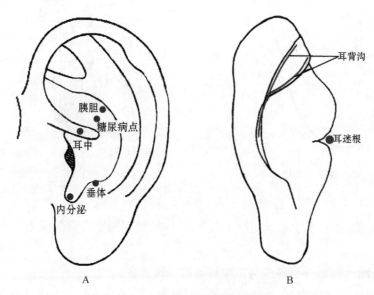

图 5－58　糖尿病耳压点

A. 糖尿病正面耳压点　B. 糖尿病背面耳压点

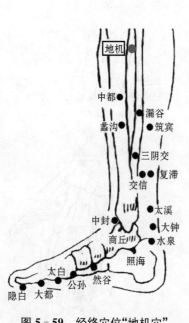

图 5－59　经络穴位"地机穴"

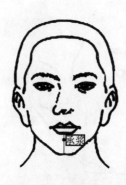

图 5－60　经络穴位"承浆穴"

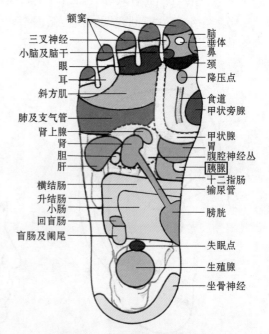

图 5－61　足全息穴"胰腺穴"

22. 甲状腺机能亢进

甲状腺机能亢进简称甲亢,是一种甲状腺素分泌过多的内分泌疾病。

(1) 耳穴多穴配伍:甲状腺、内分泌、垂体、神经系统皮质下(见图5-62)。

(2) 耳穴杂交配伍:耳穴+足全息穴"甲状腺穴"。

足全息穴"甲状腺穴"的位置:在足底第1趾关节由横段和纵段组成(见图5-63)。

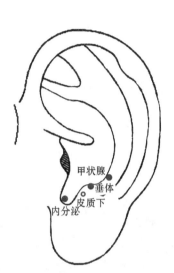

图5-62　甲状腺机能亢进耳压点

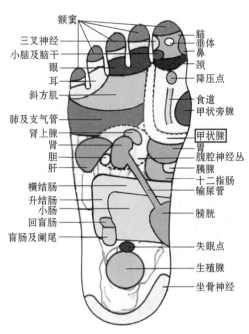

图5-63　足全息穴"甲状腺穴"

23. 尿潴留

尿潴留指膀胱内有大量尿液而不能排出。

(1) 耳穴多穴配伍:前列腺、膀胱、尿道、肾、下焦(见图5-64)。

(2) 耳穴杂交配伍:耳穴+经络穴位"会阴穴"。

经络穴位"会阴穴"的位置:在阴囊与肛门之间(见图5-65),按压此穴并可排除残余尿。

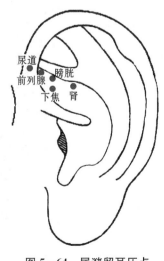

图5-64　尿潴留耳压点

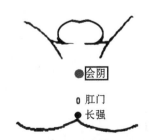

图5-65　经络穴位"会阴穴"

二、外科病症

1. 急性腰扭伤

急性腰扭伤是由于关节活动突然超过其正常范围,腰部软组织受到损伤而形成。

(1) 耳穴多穴配伍:腰椎、腹、神门、肝(见图 5-66)。

(2) 耳穴杂交配伍:耳穴＋足全息穴"腰椎"＋经络穴位"委中穴"。

a. 足全息穴"腰椎"的位置:在足内侧,第一楔骨到舟骨粗隆上(见图 5-67)。找到压痛敏感点,按摩 2～3 min。

b. 经络穴位"委中穴"的位置:在腘窝横纹正中(见图 5-68)。

2. 落枕

落枕是一侧颈项部肌肉扭伤、挫伤或因睡眠时体位不适等引起的肌肉疼痛,活动受限。

(1) 耳穴多穴配伍:颈、颈椎、神门(见图 5-69)。

(2) 耳穴杂交配伍:耳穴＋经络穴位"后溪穴"。

经络穴位"后溪穴"的位置:后溪穴位于微握拳,第 5 指掌关节后尺侧的远侧掌横纹头赤白肉际(见图5-70)。

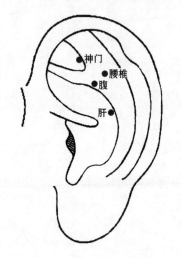

图 5-66 急性腰扭伤耳压点

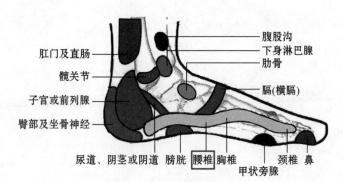

图 5-67 足全息穴"腰椎"

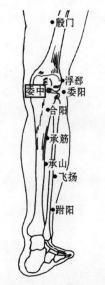

图 5-68 经络穴位
"委中穴"

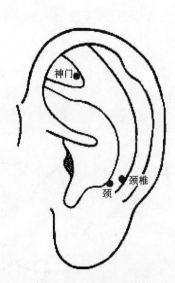

图 5-69 落枕耳压点

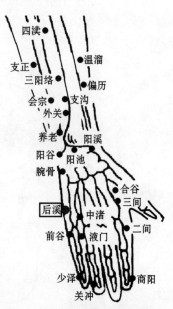

图 5-70 经络穴位"后溪穴"

3. 肩关节周围炎

肩关节周围炎是肩关节周围的软组织炎症,简称肩周炎,俗称漏肩风。

(1)耳穴多穴配伍:锁骨、肩关节、肩、神门、肝、内分泌(见图5-71)。

(2)耳穴杂交配伍:耳穴+足全息穴"肩"。

足全息穴"肩"的位置:在足外侧,第5掌趾关节前方凹陷中(见图5-72)。

4. 坐骨神经痛

坐骨神经痛,指坐骨神经分布区域内(即臀部、大腿后侧、小腿后外侧和脚的外侧面)的疼痛病症。按其病因,可分为原发性和继发性两种。

(1)耳穴多穴配伍:坐骨神经、神门、肝、髋关节(见图5-73)。

(2)耳穴杂交配伍:耳穴+经络穴位"风市穴"。

经络穴位"风市穴"的位置:在大腿外侧,直立,两手自然下垂,中指尖所到之处(见图5-74)。

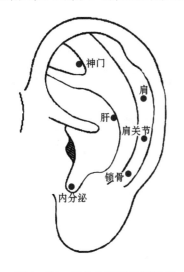

图5-71　肩关节周围炎耳压点

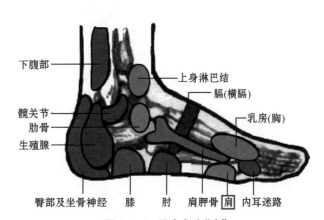

图5-72　足全息穴"肩"

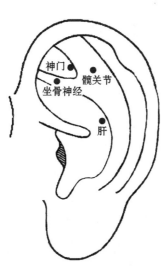

图5-73　坐骨神经痛耳压点

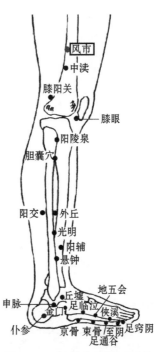

图5-74　经络穴位"风市穴"

115

5. 颈椎综合征

颈椎综合征指由于颈椎结构上的改变而引发的综合性病症。

(1) 耳穴多穴配伍：颈椎、神门、肾、内分泌（见图5-75）。

(2) 耳穴杂交配伍：耳穴＋足全息穴"颈椎"＋经络穴位"束骨穴"。

a. 足全息穴"颈椎"的位置：在足内侧，大足趾第一趾骨体内侧（见图5-76）。

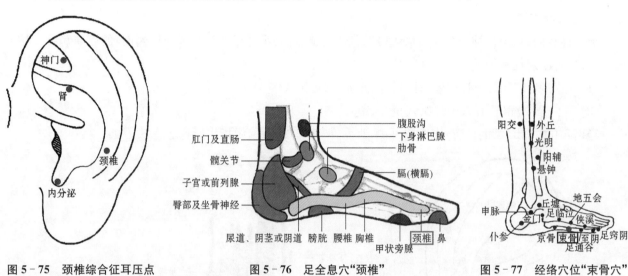

图5-75 颈椎综合征耳压点　　图5-76 足全息穴"颈椎"　　图5-77 经络穴位"束骨穴"

b. 经络穴位"束骨穴"的位置：在足外侧，足小趾本节的后方，赤白肉际（见图5-77）。

6. 腰肌劳损

腰肌劳损是指腰骶部肌肉、韧带、筋膜等软组慢性损伤。

(1) 耳穴多穴配伍：腰椎、神门、肝、脾（见图5-78）。

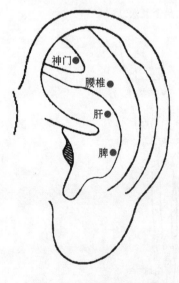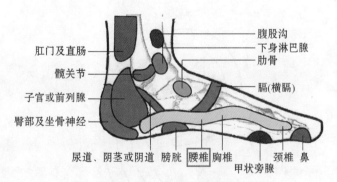

图5-78 腰肌劳损耳压点　　　　图5-79 足全息穴"腰椎"

(2) 耳穴杂交配伍：耳穴＋足全息穴"腰椎"＋经络穴位"肾俞穴"。

a. 足全息穴"腰椎"的位置：在足内侧，第一楔骨到舟骨粗隆上（见图5-79）。

b. 经络穴位"肾俞穴"的位置：在第二腰椎棘突下旁开1.5寸（见图5-80）。

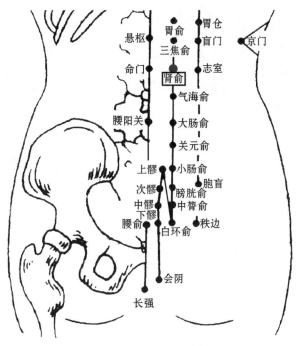

图 5-80　经络穴位"肾俞穴"

7. 膝部骨关节炎

骨关节炎是缓慢发展的、退行性的关节疾病。骨关节炎好发于膝关节、髋关节、腰、颈部,其中膝关节发生率最高。在人体中,膝关节是主要的承重部位,也是活动最频繁的关节之一,而其血液供应及循环相对较差,因此常发生骨关节炎,表现为疼痛和活动受限等症状。

(1) 耳穴多穴配伍:膝关节、神门、肾、内分泌(见图 5-81)。

(2) 耳穴杂交配伍:耳穴+足全息穴"膝"+经络穴位"大杼穴"。

a. 足全息穴"膝"的位置:在足外侧,足跟前端(见图 5-82)。

b. 经络穴位"大杼穴"的位置:大杼穴在背部当第一胸椎脊突下,旁开 1.5 寸(见图 5-83)。

8. 肱骨外上髁炎

肱骨外上髁炎又称网球肘,是肱骨外上髁及其附近疼痛的综合征候群。

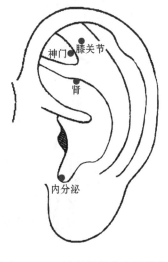

图 5-81　膝部骨关节炎耳压点

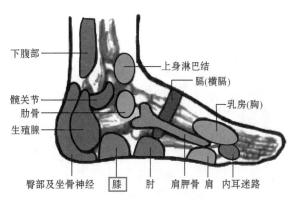

图 5-82　足全息穴"膝"

117

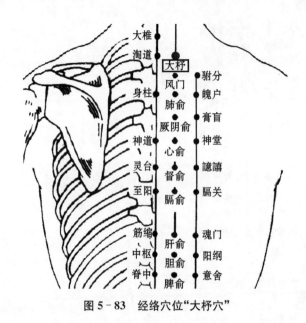

图 5-83 经络穴位"大杼穴"

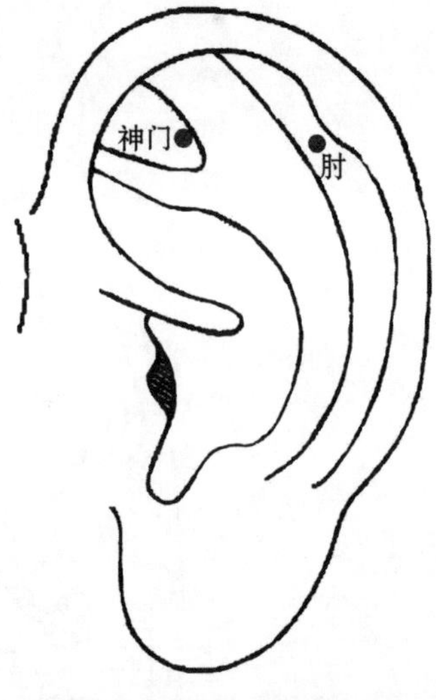

图 5-84 肱骨外上髁炎耳压点

（1）耳穴多穴配伍：肘、神门（见图 5-84）。

（2）耳穴杂交配伍：耳穴＋足全息穴"肘"＋经络穴位"手三里穴"。

a. 足全息穴"肘"的位置：在足外侧弓上足外侧中点（见图 5-85）。

b. 经络穴位"手三里穴"的位置：在曲池穴下 2 寸（见图 5-86）。

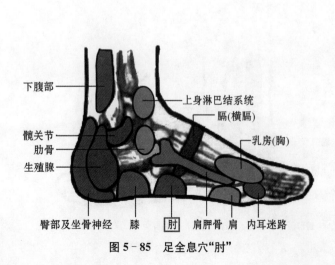

图 5-85 足全息穴"肘"

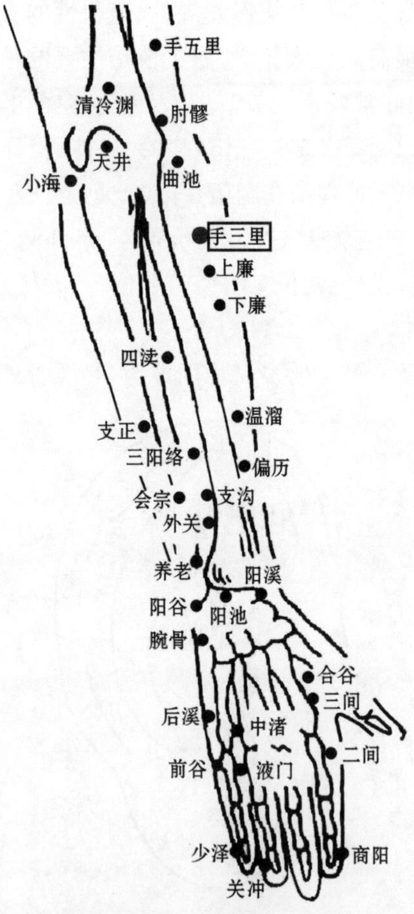

图 5-86 经络穴位"手三里穴"

9. 前列腺增生

前列腺增生是指男性前列腺腺体增大,并阻塞尿道前列腺部及膀胱颈的病症。

(1) 耳穴多穴配伍:前列腺、尿道、下焦、肝、神门、内分泌、肾(见图5-87)。

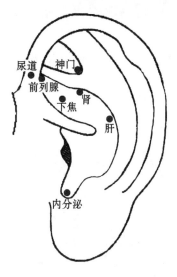

图5-87　前列腺增生耳压点

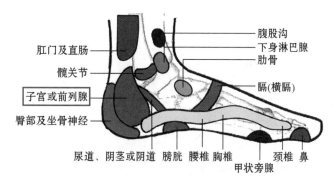

图5-88　足全息穴"前列腺"

(2) 耳穴杂交配伍:耳穴+足全息穴"前列腺"+经络穴位"会阴穴"。

a. 足全息穴"前列腺"的位置:在足跟内侧(见图5-88)。

b. 经络穴位"会阴穴"的位置:在阴囊与肛门之间(见图5-89),按压此穴并可排除残余尿。

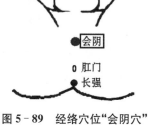

图5-89　经络穴位"会阴穴"

10. 腓肠肌痉挛

腓肠肌痉挛俗称小腿抽筋,发病原因多与寒冷刺激或缺钙有关。

(1) 耳穴多穴配伍:膝关节、神门、肝(见图5-90)。

(2) 耳穴杂交配伍:耳穴+经络穴位"承山穴"。

经络穴位"承山穴"的位置:位于小腿后面正中,委中穴与昆仑穴之间,当伸直小腿或足跟上提时腓肠肌肌腹下出现尖角凹陷处(见图5-91)。

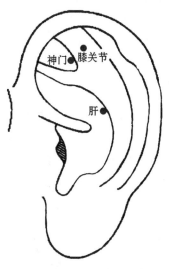

图5-90　腓肠肌痉挛耳压点

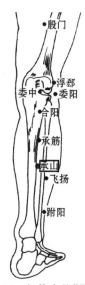

图5-91　经络穴位"承山穴"

三、皮肤科病症

1. 皮肤瘙痒症

皮肤瘙痒症是一种皮肤有痒感而无原发性损伤的皮肤病,是一种神经功能障碍性的皮肤病。

(1) 耳穴多穴配伍:内分泌、肺、神门、耳尖、凤溪(见图5-92)。

(2) 耳穴杂交配伍:耳穴+经络穴位"鸠尾穴"。

经络穴位"鸠尾穴"的位置:位于脐上7寸,剑突下0.5寸(见图5-93)。

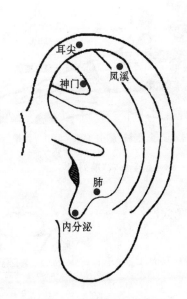

图5-92 皮肤瘙痒症耳压点

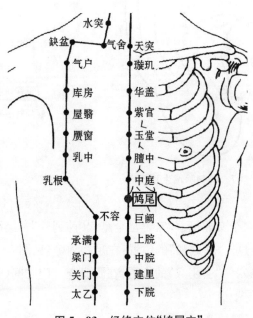

图5-93 经络穴位"鸠尾穴"

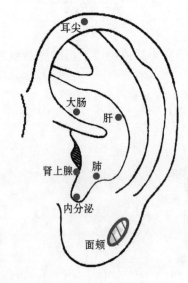

图5-94 痤疮耳压点

2. 痤疮

痤疮俗称粉刺,为多种原因引起的毛囊周围皮肤炎症。

(1) 耳穴多穴配伍:面颊、内分泌、肾上腺、耳尖、肺、大肠、肝(见图5-94)。

(2) 耳穴杂交配伍:耳穴+经络穴位"合谷穴"。

经络穴位"合谷穴"的位置:在手背第一、二掌骨结合部与虎口边缘连线的中点,稍偏食指侧(见图5-95)。

3. 酒糟鼻

酒糟鼻是有害因子作用于鼻部,以致患处血管舒缩,神经失调,毛细血管长期扩张而形成。

(1) 耳穴多穴配伍:外鼻、内鼻、肺、内分泌、神门、脾(见图5-96)。

(2) 耳穴杂交配伍:耳穴+经络穴位"素髎穴"。

经络穴位"素髎穴"的位置:在素髎穴在人体的面部,鼻尖的正中央(见图5-97)。

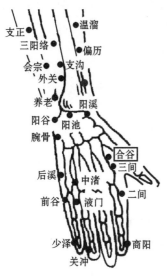

图 5‑95　经络穴位"合谷穴"

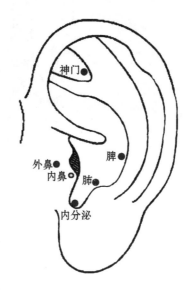

图 5‑96　酒糟鼻耳压点

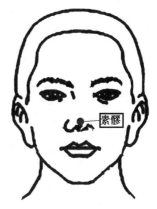

图 5‑97　经络穴位"素髎穴"

4. 带状疱疹

带状疱疹是由带状疱疹病毒引起的一种疱疹性皮肤病。

(1) 耳穴多穴配伍:肺、内分泌、肾上腺、神门、耳尖、风溪、肝(见图 5‑98)。

(2) 耳穴杂交配伍:耳穴＋经络穴位"足三里穴"。

经络穴位"足三里穴"的位置:外膝眼下 3 寸,胫骨外侧 1 寸许(见图 5‑99)。

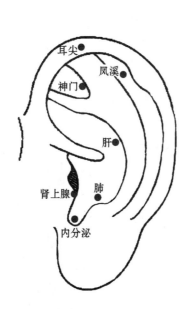

图 5‑98　带状疱疹耳压点

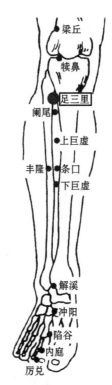

图 5‑99　经络穴位"足三里穴"

5. 荨麻疹

荨麻疹俗称风疹块,是一种常见的皮肤病,发病原因主要是过敏反应。

(1) 耳穴多穴配伍:风溪、肾上腺、内分泌、肺、耳尖(见图 5‑100)。

(2) 耳穴杂交配伍:耳穴＋经络穴位"曲池穴"。

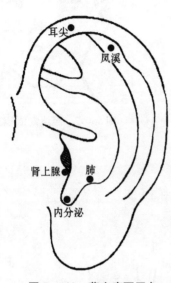

图 5-100 荨麻疹耳压点

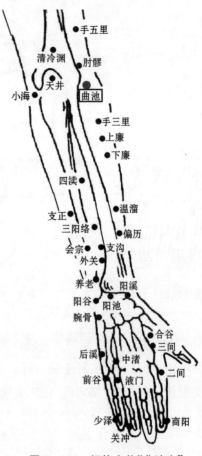

图 5-101 经络穴位"曲池穴"

经络穴位"曲池穴"的位置:屈肘成90°,肘横纹尽头外5分处,向桡骨方向压下去,有酸胀感的即是(见图5-101)。

四、妇科病症

1. 月经不调

月经不调是指妇女月经周期、血量、血色和经质的异常。

(1) 耳穴多穴配伍:内生殖器、垂体、内分泌、卵巢、肝、肾(见图5-102)。

(2) 耳穴杂交配伍:耳穴+经络穴位"三阴交穴"。

经络穴位"三阴交穴"的位置:在内踝尖上3寸,胫骨后缘(见图5-103)。

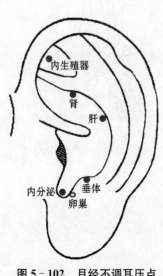

图 5-102 月经不调耳压点

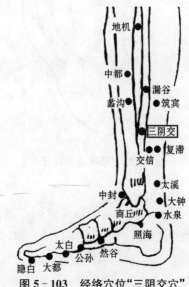

图 5-103 经络穴位"三阴交穴"

2. 功能性子宫出血

功能性子宫出血是由于卵巢功能失调所引起的月经过多、过频及不规则出血的总称。

(1) 耳穴多穴配伍:内生殖器、内分泌、脾、垂体、膈(见图5-104)。

(2) 耳穴杂交配伍:耳穴＋足全息穴"内生殖器"。

足全息穴"内生殖器"(即男性"前列腺")的位置:在足跟内侧(见图5-105)。

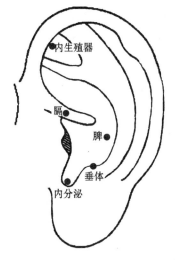

图5-104　功能性子宫出血耳压点

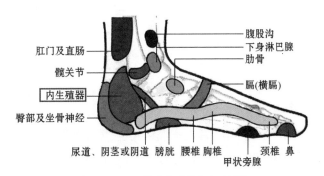

图5-105　足全息穴"内生殖器"

3. 痛经

痛经是指在行经前后或行经期间出现的下腹部疼痛。

(1) 耳穴多穴配伍:内生殖器、内分泌、交感、盆腔、肝(见图5-106)。

(2) 耳穴杂交配伍:耳穴＋经络穴位"三阴交穴"。

经络穴位"三阴交穴"的位置:在内踝尖上3寸,胫骨后缘(见图5-103)。

4. 盆腔炎

盆腔炎包括输卵管炎、卵巢炎、子宫周围炎(盆腔结缔组织炎)及盆腔腹膜炎等。

(1) 耳穴多穴配伍:盆腔、内分泌、神门、耳尖、肾、下焦(见图5-107)。

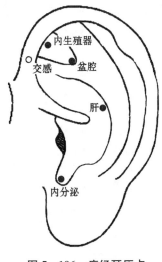

图5-106　痛经耳压点

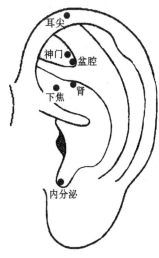

图5-107　盆腔炎耳压点

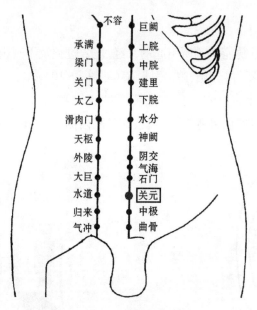

图 5‑108　经络穴位"关元穴"

（2）耳穴杂交配伍：耳穴＋经络穴位"关元穴"。

经络穴位"关元穴"的位置：在脐下 3 寸（见图 5‑108）。

5. 乳腺小叶增生

乳腺小叶增生又称乳癖，以乳房胀痛、乳房内出现肿块为主要症状。胀痛的特点呈周期性，常发生或加重于经前期或经期。

（1）耳穴多穴配伍：胸椎、内分泌、内生殖器、胃、肝（见图 5‑109）。

（2）杂交配伍：耳穴＋经络穴位"膻中穴"。

经络穴位"膻中穴"的位置：在两乳之间，胸骨中线上（见图 5‑110）。

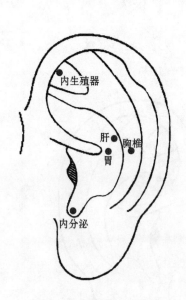

图 5‑109　乳腺小叶增生

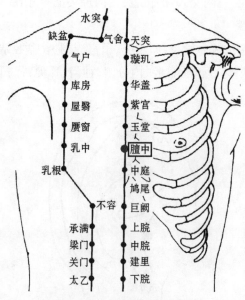

图 5‑110　经络穴位"膻中穴"

6. 更年期综合征

更年期综合征一般是指妇女在绝经前后所出现的一系列症状，多见于 45～55 岁的妇女。

（1）耳穴多穴配伍：内生殖器、内分泌、交感、肾、肝、卵巢、垂体（见图5-111）。

（2）耳穴杂交配伍：耳穴＋经络穴位"太溪穴"。

经络穴位"太溪穴"的位置：在内踝尖与跟腱连线的中点（见图5-112）。

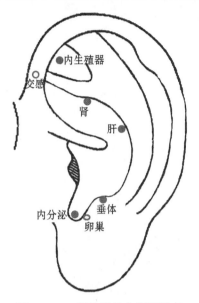

图5-111　更年期综合征耳压点

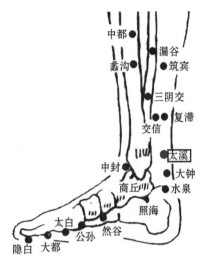

图5-112　经络穴位"太溪穴"

五、五官科

1. 内耳眩晕症

内耳眩晕症又称美尼尔病或发作性迷路性眩晕。典型症状为阵发性眩晕，发作时间数分钟至数小时甚至数天不等。

（1）耳穴多穴配伍：内耳、枕、神门、耳尖、肾、晕区（见图5-113）。

（2）耳穴杂交配伍：耳穴＋足全息穴"内耳迷路"。

足全息穴"内耳迷路"的位置：在足背第4跖骨和第5跖骨间的前端（见图5-114）。

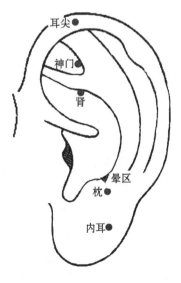

图5-113　内耳眩晕症耳压点

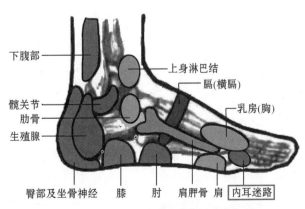

图5-114　足全息穴"内耳迷路"

125

2. 扁桃体炎

扁桃体炎是指细菌入侵扁桃体所发生的炎症。

(1) 耳穴多穴配伍：扁桃体、咽喉、内分泌、神门、耳尖（见图5-115）。

(2) 耳穴杂交配伍：耳穴＋经络穴位"少商穴"。

经络穴位"少商穴"的位置：在手掌拇指桡侧，距指甲根旁约1分许（见图5-116）。医生在治疗急性扁桃体炎时，常在"少商穴"用放血法。

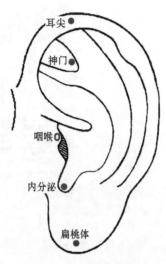

图5-115　扁桃体炎耳压点

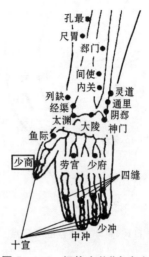

图5-116　经络穴位"少商穴"

3. 慢性鼻炎

慢性鼻炎大多为急性鼻炎反复发作，致鼻黏膜长期受到炎症刺激，引起黏膜及黏膜下层的慢性炎症，或外界有害气体的长期刺激所致的病症。

(1) 耳穴多穴配伍：内鼻、外鼻、内分泌、肾上腺、风溪、肺（见图5-117）。

(2) 耳穴杂交配伍：耳穴＋足全息穴"鼻"＋经络穴位"迎香穴"。

a. 足全息穴"鼻"的位置：在足大指指腹内侧（见图5-118）。

b. 经络穴位"迎香穴"的位置：在鼻翼旁开5分，鼻唇沟中（见图5-119）。

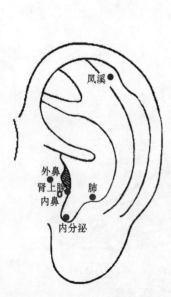

图5-117　慢性鼻炎耳压点

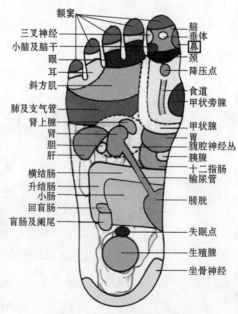

图5-118　足全息穴"鼻"

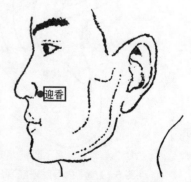

图5-119　经络穴位"迎香穴"

4. 急性结膜炎

急性结膜炎是由细菌或病毒所引起的眼球结膜的急性炎症,具有传染性。

(1) 耳穴多穴配伍:眼、肝、肾上腺、耳尖、屏间后(见图5-120)。

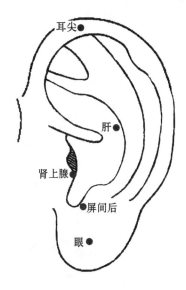

图5-120　急性结膜炎耳压点

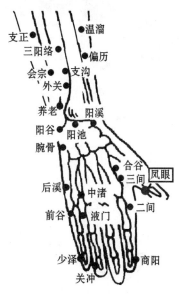

图5-121　经络穴位"凤眼穴"

(2) 耳穴杂交配伍:耳穴+经络穴位"凤眼穴"。

经络穴位"凤眼穴"的位置:在手拇指桡侧缘,指骨间关节横纹头,赤白肉际处(见图5-121);伸臂仰掌,微屈拇指取穴。

5. 假性近视

假性近视是眼睛的调节功能失常而造成的视力下降。

(1) 耳穴多穴配伍:眼、屏间前、屏间后、肝(见图5-122)。

(2) 耳穴杂交配伍:耳穴+足全息穴"眼"+经络穴位"大骨空穴"。

a. 足全息穴"眼"的位置:在足底第2、3趾的根部(见图5-123)。

b. 经络穴位"大骨空穴"的位置:手拇指背侧,指间关节的中点处(见图5-124)。

6. 咽喉炎

咽喉炎是细菌侵入咽喉部引发的炎症,分急性和慢性两种。

(1) 耳穴多穴配伍:咽喉、口、内分泌、肾上腺、耳尖(见图5-125)。

(2) 耳穴杂交配伍:耳穴+经络穴位"少商穴"。

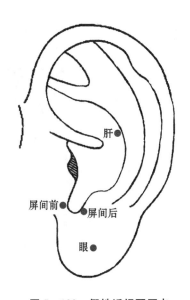

图5-122　假性近视耳压点

经络穴位"少商穴"的位置:在拇指桡侧,距指甲根约1分处(见图5-126)。

7. 牙痛

引起牙痛的原因很多,常见的有:龋齿、牙周炎、冠周炎、牙髓炎等疾病。

(1) 耳穴多穴配伍:牙、牙痛点、三焦、上颌、下颌、神门(见图5-127)。

(2) 耳穴杂交配伍:耳穴+经络穴位"合谷穴"。

经络穴位"合谷穴"的位置:在手背第一、二掌骨结合部与虎口边缘连线的中点,稍偏食指侧(见图5-128)。

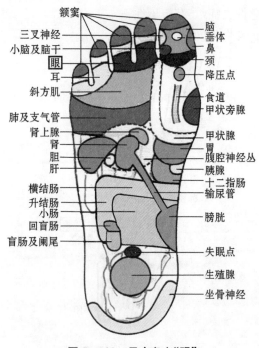

图 5-123 足全息穴"眼"

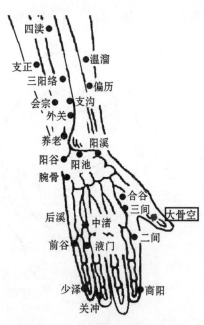

图 5-124 经络穴位"大骨空穴"

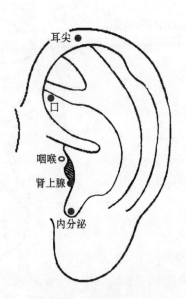

图 5-125 咽喉炎耳压点

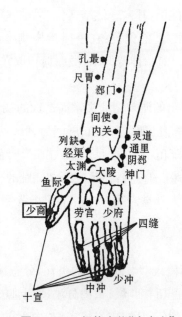

图 5-126 经络穴位"少商穴"

8. 耳鸣

耳鸣是听觉功能紊乱所引起的一种症状,患者自觉听到一种实际上并不存在的声音,声调可分为低音调和高音调两类。

(1) 耳穴多穴配伍:内耳、外耳、肾、颞(见图 5-129A)、耳迷根(见图 5-129B)。

(2) 杂交配伍:耳穴+经络穴位"听宫穴"。

经络穴位"听宫穴"的位置:在耳屏前凹陷处,张口取之(见图 5-130)。

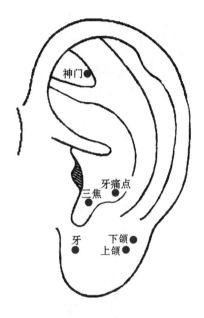

图 5‑127　牙痛耳压点

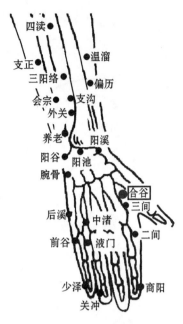

图 5‑128　经络穴位"合谷穴"

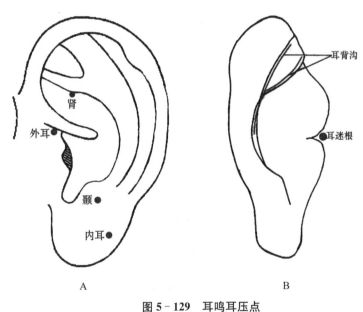

A　　　　　　　　　　B

图 5‑129　耳鸣耳压点

A. 耳鸣正面耳压点　B. 耳鸣背面耳压点

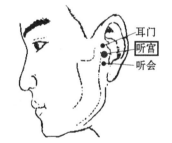

图 5‑130　经络穴位"听宫穴"

六、其他

1. 戒烟

吸烟有害健康,戒烟要有决心和毅力。

(1) 耳穴多穴配伍:神门、肺、口、戒烟点即在气管和支气管之间的压痛点(见图 5‑131)。

(2) 耳穴杂交配伍:耳穴＋经络穴位"甜美穴"。

"甜美穴"系新穴,专用于戒烟。它的位置位于后臂部,桡骨茎突上方,腕横纹上 1.5 寸处(见图 5‑132)。

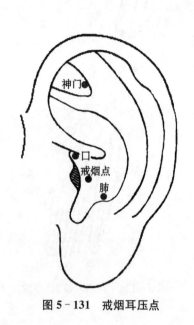

图 5-131　戒烟耳压点

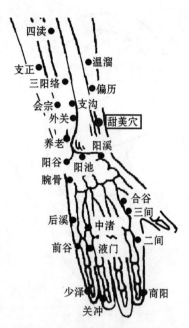

图 5-132　经络穴位"甜美穴"

2. 晕车、晕船

晕车、晕船统称为晕动病,是一种平衡失调的疾病。

(1) 耳穴多穴配伍:内耳、枕、贲门、胃、神经系统皮质下、晕区(见图 5-133)。

(2) 耳穴杂交配伍:耳穴＋经络穴位"内关穴"。

经络穴位"内关穴"的位置:在手掌侧,腕横纹中点上 2 寸,两筋之间(见图 5-134)。可在上车、船前半小时,用贴膏法贴敷穴位。

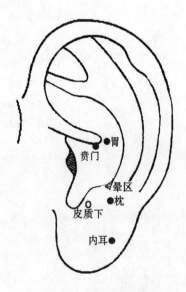

图 5-133　晕车、晕船耳压点

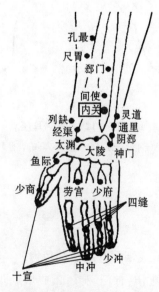

图 5-134　经络穴位"内关穴"

3. 减肥

减肥,一要在营养平衡的前提下减少食物总热量的摄入,二要适量运动。

(1) 耳穴多穴配伍:内分泌、神门、交感、脾、胃、饥点(见图 5－135)。

(2) 耳穴杂交配伍:耳穴＋经络穴位"关元穴"。

经络穴位"关元穴"的位置:在脐下 3 寸(见图 5－136)。

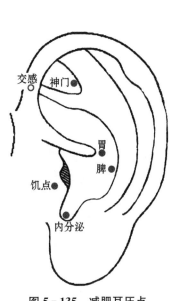

图 5－135　减肥耳压点

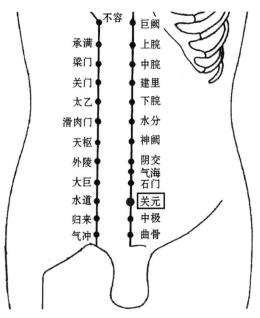

图 5－136　经络穴位"关元穴"

131

后　记

　　耳穴治疗法在防治疾病、美容健体、延缓衰老等方面有重要作用。该诊治方法无毒副作用，既操作简便，又方便实用，还能降低医疗成本。本书运用现代医学理论，把耳穴疗法纳入循证医学轨道是一种新的尝试。科学而有效地推广此疗法无疑对人民的健康具有积极的意义，这是编写此书的价值所在，也是全体编写人员孜孜以求的目标。

　　在本书编写出版过程中，得到了上海交通大学老龄委领导、上海交大老年大学常务副校长倪浩，交大孙文卿、徐柏泉、邢善德教授，天津经络磁疗家陈雅琴女士，以及其他相关领导和同志的鼎力相助和支持，在此一并对他们表示衷心的感谢！

编　者

2014 年 1 月